主审　李玉堂

主编　张建斌

　　　朱振富

视频＋图解

分层立体止痛术

人民卫生出版社

·北京·

图书在版编目（CIP）数据

视频＋图解分层立体止痛术/张建斌，朱振富主编. —北京：人民卫生出版社，2020.11

ISBN 978-7-117-30745-1

I.①视… Ⅱ.①张…②朱… Ⅲ.①止痛－图解 Ⅳ.①R242-64

中国版本图书馆 CIP 数据核字（2020）第 200296 号

视频＋图解 分层立体止痛术

Shipin+Tujie Fenceng Liti Zhitongshu

主　　编	张建斌　朱振富
出版发行	人民卫生出版社（中继线 010-59780011）
地　　址	北京市朝阳区潘家园南里 19 号
邮　　编	100021
印　　刷	北京盛通印刷股份有限公司
经　　销	新华书店
开　　本	889×1194　1/24　　印张：12
字　　数	156 千字
版　　次	2020 年 11 月第 1 版
印　　次	2020 年 12 月第 1 次印刷
标准书号	ISBN 978-7-117-30745-1
定　　价	88.00 元

E - mail　pmph @ pmph.com

购书热线　010-59787592　010-59787584　010-65264830

打击盗版举报电话:010-59787491　　E- mail:WQ @ pmph.com

质量问题联系电话:010-59787234　　E- mail:zhiliang @ pmph.com

前　言

如何理解针灸学？如何在临床实践中运用针灸和发展针灸？每个针灸人，都有自己的答案。

当代针灸学术的发展，一方面沿着固有学术轨迹，另一方面融汇古今各门类知识和技术，呈现了枝繁叶茂、流派众多的局面。基于不同的认知和视角，每个针灸人对针灸的理解和运用，也表现出不同的模式和取向。

李玉堂教授有着独特的中西医学术背景，经过数十年对针灸医学的理解和运用，已然自成一家，风格别致。首先，他有着深厚的中医家学渊源，自幼耳濡目染，有着写入基因的情怀；其次，他在南京医学院（现为南京医科大学）接受了为期五年的临床医学专业系统教育，有着严谨规范的逻辑思维；第三，他在基层历经了十余年的中西医结合临床工作，有着疾病诊治的直觉感性；第四，他跟随著名针灸学家邱茂良教授攻读针灸学硕士学位，有着博古通今的学术领悟。李玉堂教授对针灸学术的理解，从《黄帝内经》中来，从解剖学、生理学中来，从临床实践中来，形成了自己的认知模式。作为一种操作技术，针灸施术于人体，必然要有精准的形态结构做基础；作为一种治疗手段，获得针灸临床效应和疗效，必然要以整体气血调整为目标；作为一门专门的学科知识体系，针灸医学也有着自己的逻辑和框架。

在针灸临床中，疼痛性疾病占据了大多数。李玉堂教授认为，首先，针灸诊治疼痛性疾病，诊查和分析是关键；了解疼痛的性质、部位和相关组织结构，是针灸施术的前提；传统"揣穴"技术，突出了疼痛部位的体表分布二维特点，而进一步立体分层，可以突出疼痛组织结构的三维形态特征。其次，针灸操作术式繁多，都能有效治疗疼痛性疾病；繁多的针灸施术操作，无不有浅深之分，或从浅表皮部入手、或从深层筋骨着力，本质上也是组织结构的差异。第三，基于组织学特点，部分新的病症得到再认识，如枕寰间隙狭窄症、椎间盘源性下腰痛等。于是，在针灸诊治疼痛性疾病的临床实践和学术探索中，李玉堂教授逐渐形成了"痛有浮沉、治有浅深；施术操作，精细分层"的诊疗思维和操作特色。

作为澄江针灸学派代表性传承人，李玉堂教授秉承学派"以旧学为根据、用科学作化身"的学术范式和守正创新精神，无论做人，还是做学问，都是一位值得尊敬的师长、楷模。作为南京中医药大学博士研究生导师、江苏省著名中西医结合专家、江苏省老中医药专家学术继承指导老师，他先后培养硕博士研究生和学术继承人80余名。在江苏省名老中医药专家李玉堂工作室和国家中医药管理局澄江针灸学派传承工作室建设期间，薪火相传，李玉堂教授倾囊相授，全方位帮助和指导工作室建设、学派传承，吾辈后学获益良多。

同道好友，采撷精华，不敢私密，将李玉堂教授临床诊治疼痛性疾病的经验和心得，以"分层立体止痛术"为题，结集成册。最后，还要感谢人民卫生出版社齐立洁老师相助，得以出版，以飨同道。

国家中医药管理局澄江针灸学派传承工作室负责人
江苏省名老中医药专家李玉堂工作室负责人　张建斌
2020 年 5 月 18 日

目　录

第一章

学术探索

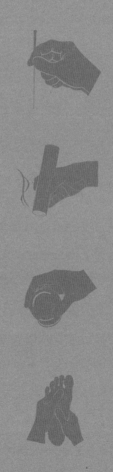

第一节

厚积薄发

李玉堂，男，1941年2月3日生，汉族，江苏省盐城市射阳县人，南京中医药大学教授，主任医师，博士研究生导师，江苏省名中西医结合专家，南京中医药大学首批中医药传承工作指导老师，江苏省老中医药专家学术经验继承工作指导老师，江苏省中医药学会针刀分会顾问，中华针刀医师学会学术委员会副主任委员，澄江针灸学派代表性传承人（图1）。

李玉堂教授出生于中医世家，本科毕业于南京医学院（现为南京医科大学）临床医学专业，在基层工作十余年后，师从邱茂良教授攻读硕士学位，是我国第一批针灸学硕士。他曾先后在日本进修老年病学，在美国俄勒冈东方医学院首期博士

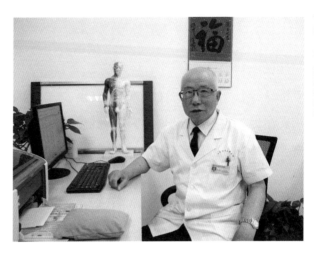

班任中医主讲，并担任世界卫生组织（WHO）传统医学顾问。李玉堂教授临床擅长心脑血管病、神经系统疾病、老年病的防治，尤其擅长骨性关节炎、痛风、骨质疏松症、类风湿关节炎、强直性脊柱炎等头颈肩腰膝疼痛性疾病和脊柱相关疾病等的针刀、针灸和中医中药治疗。

一、幼时立志

李玉堂出生于中医世家，叔祖父李文贵、父亲李振亚分别以中医内、外科见长，享誉盐阜、滨海、射阳一带，每日求医者络绎不绝。年幼时，他常随父亲外出诊病，目睹痛苦呻吟之病者在父亲几剂中草药诊治下，药到病除，常慨叹中医药之神奇，仰慕父亲医术之高明，立志要当一名像父亲一样造福一方的名医。年稍长，他一边上学，一边随父行医，或采药，或抓药，或碾药，或协助父亲制作丸散膏丹。父亲常以"医者，仁术也，上以疗君亲之疾，下以救贫贱之厄，中以保身长全，以养其生""不为良相，便为良医"等传世佳言劝勉教诲已初识中医药之神奇的李玉堂。

1956年秋，李玉堂已步入初中校园。父亲和姐夫在射阳县陈洋镇参加了江苏省中医进修学校组织的针灸巡回教学团的针灸班学习，并获得了由承淡安校长签发的毕业证书。父亲和姐夫不仅在学业上收获颇丰，还带回了针灸医学在国内外逐渐兴盛这一令人振奋的好消息。这时，李玉堂就认识到，中医是祖国的传统医学，针灸是中医学的精华，学好中医、学好针灸可以弘扬中医、可以造福人类。这更加坚定了他学医的伟大志向，他暗暗立下志愿，长大后一定要当一名悬壶济世的名医，一名为民献心尽力、解除疾苦的好医生，一名弘扬传统医学、名扬海外的好医生（图2）。

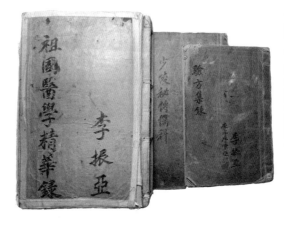

图2　李玉堂教授家传中医著作

二、求学之路

为了实现小时候立下的志愿，李玉堂读书十分勤奋刻苦，从小学到高中，学习成绩一直名列前茅。闲暇时，常拿起家中医书诵读。"阴阳五行""六淫七情"等医学理论知识常在李玉堂的作文中出现。他向往学医，暗下决心，一定要考上南京中医学院（现南京中医药大学）。1960年高考，李玉堂终于如愿以偿，以优异的成绩考上了医学院，不过是南京医学院（现南京医科大学）。当初没有直接报考南京中医学院（现南京中医药大学），也是受父亲的影响。父亲虽是老中医，但视野开阔，希望他在具备中医知识的基础上，先读西医，以便中西兼顾，两相阐发，走中西医结合的道路。因此，李玉堂进入南京医学院（现南京医科大学）学习。在学习期间，李玉堂终日遨游在医学的海洋里，从解剖组织结构到生理病理，从微生物寄生虫到内、外、妇、儿科学，老师一课一课地讲，他一门一门地学，兴趣盎然。大学专业虽然是西医，但他一直没有放弃中医学习。因为是医学院，以西医学为主，学校教授的中医知识很少，他就利用课余和周末休息时间，到就读于南京中医学院（现南京中医药大学）的同学或同乡那儿借来有关中医方面的书籍研读，经典古籍或重要的医书李玉堂必省吃俭用买下来，深奥难懂的就向同学或老师请教。他大学一、二年级的全部课余时间，都用于中医药的学习。他日日诵习"药性赋""汤头歌"和"针灸学穴位分寸歌"等，背得滚瓜烂熟，将《黄帝内经》《难经》《脉经》《备急千金要方》《伤寒杂病论》《针灸甲乙经》《温病条辨》等医学经典摆放床头，有空即翻阅学习，重点章节则精读熟记。他还常常挤出时间上山采药，本地没有的中草药则要家人用纸包、瓶装邮寄过来，亲自品尝药味，辨识药材，加深理解和记忆。为了巩固自学所得，他还利用大三寒暑假时间到江苏省人民医院中医科和针灸科实习。体会针感时，常常在自己身上针刺揣摩。1965年，大学毕业时，李玉堂不仅系统掌握了西医学的基础理论知识，而且还自学完成了中医本科的全部课程和掌握了针灸的相关理论知识，并且有了一定的实践基础。正是这些不懈的学习和实践，为他后来从事中医针灸医疗、教学及科研打下了坚实的基础。

大学毕业时，李玉堂因成绩优异被选拔留校。不久，即响应毛主席"把医疗卫生工作的重点放到农村去"的号召，随学校的老师和附院的医生到句容县农村基层医疗点工作。当时，全国掀起了"一把草一根针"的中医、针灸热潮。他在大学自修的中医药及针灸知识，开始在句容农村派上用场。除了处理日常医疗事务，李玉堂还虚心向随行的老师学习，向民间医生学习，并收集整理民间的偏方验方、特殊针法灸法等，同时当教员，为当地的赤脚医生讲授针灸常用穴位、针刺方法和常见病治疗等知识。由于效果较佳，后来就连同行的老师和医生也开始跟他学习中医和针灸知识。在这段时间里，李玉堂教授得到了很好的锻炼。他不仅将学校所学的医学理论知识应用于临床实践，学会了如何处理农村常见病和多发病，还通过培养赤脚医生，进一步提高了理论水平和教学能力。这也为他日后走上针灸学的讲堂储备了丰富的经验。

1966年6月，李玉堂被抽调到江苏省卫生厅医政处工作。平日里内查外调，终日东奔西走，公务繁忙，但他从没有放弃中医经典古籍的研习。与他在同一处室的是江苏省中医院张泽生老中医之子、江苏省名中医、孟河医派传人张继泽先生。张继泽先生深得家传，毕业于北京中医学院（现北京中医药大学），在中医经典方面造诣很深。他们常常在一起探讨病案，论证谈方，相互学习，很多过去临诊的难点、疑点都在他们的交谈中冰释顿悟，思路大开。"文革"后期，李玉堂与全国著名中药学家、中国科学院学部委员、江苏省中医院首任院长叶橘泉老先生一起工作。他们一起办中药房，开设专科门诊，培训赤脚医生，开办西学中班。年逾古稀的叶橘泉先生，医德高尚，医技高超，博学多才，思想开明，常在医道上耳提面命，启发点拨，让李玉堂获益匪浅。尤其是老先生严谨求实、勤学不辍的精神，让他十分敬佩，并一直影响着他。"文革"结束后，李玉堂教授受命到江苏省省级机关医院开设中医门诊，又有了从事临床的机会。数年的坐诊，他把所学的中医理论和临床实践再一次有机结合。这时，李玉堂发现，自己虽然在理论和临床技能上又有了很大提高，但是总感觉运用中医基础理论不能得心应手，针灸施术，效不如愿。他时常扪心自省，是不是还需要进行更高要求、更高标准的系统中医学习呢？

恢复高考后，李玉堂得到了南京中医学院（现南京中医药大学）招收研究生的消息，他决定抓住这个机会。为此开始复习，准备考研。这时李玉堂已38岁，两个女儿还小，家里事务繁多，医院求诊者也络绎不绝。为了考研，他不得不克服诸多困难，付出艰辛的努力。他白天悉心应诊，稍有空闲即精研强记，晚上则深居简出，闭门苦读，常常起五更睡半夜。1979年9月，他在众多考生中脱颖而出，顺利通过了研究生的入学考试，终于走进了向往已久、梦寐以求的中医学殿堂——南京中医学院（现南京中医药大学），成了南京中医学院（现南京中医药大学）针灸学专业首届研究生，拜我国著名的针灸学泰斗邱茂良教授为导师。邱老博极医源，精究方术，经络府俞，阴阳会通，尤为赞许李玉堂先西后中、中西汇通的经历。邱老多次言道："临证但识证候，宜嫌不足，兼通西医，乃为之大要。"在邱老的指导下，李玉堂教授重新温习了《黄帝内经》《难经》《针灸甲乙经》和《针灸大成》等针灸经典医书，皆有新悟。三年中，李玉堂跟其临床，听其教诲，习其针术，学其为人，传承衣钵，针灸学业突飞猛进（图3，图4）。

三、锋芒初露

1982年，李玉堂教授在南京中医学院（现南京中医药大学）学成留校。这时，针灸事业发展迅速，已成为世界医学的重要组成部分。把中医针灸和现代科学沟通起来，用现代科学技术和实验方法来阐明经络、腧穴实质和针灸作用机制，成为

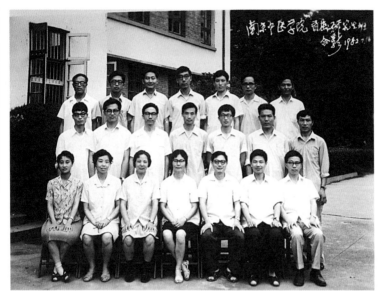

图3　南京中医药大学首届全体研究生合影　李玉堂（后排右2）担任研究生班班长

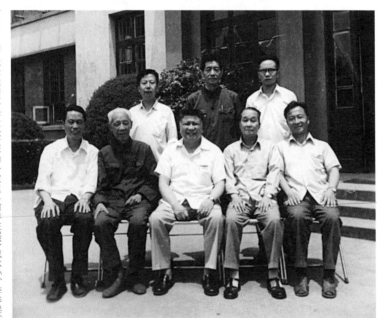

图4　李玉堂教授硕士学位论文答辩专家组（前排左起：戴秋孙、李春熙、奚永江、邱茂良、肖少卿；后排左起：杨兆民、杨长森、李玉堂）

针灸学术发展的必然趋势。为了满足时代的需要，开展针灸现代研究，1984年，他与李忠仁老师一起受命筹建南京中医学院（现南京中医药大学）针灸研究室。当时，除了克服重重困难的决心和学校领导的支持，他们一无所有——没有仪器、没有设备、没有基地、没有资料。他们只能起早贪黑，上图书馆找资料；四处奔波，去别的单位学经验；上下求索，全国各地买仪器，购设备。研究室建成后，他们开始了针灸学的实验研究，取得了很多重大的科研成果。其中很多科研课题，都是在这里完成的。针灸研究室的建立，也为日后针灸重点实验室、针灸研究所的建立奠定了坚实的基础。该研究室现已发展成为江苏省针灸学重点实验室（1993年），中医药科研三级实验室（2000年）和教育部针药结合重点实验室（2016年）。

20世纪80年代初期，随着我国对外开放政策的贯彻实施，国际交流越来越多，特别是中医、针灸受到了国际友人的极大关注。他们纷至沓来，或交流，或学习。然而，语言不通成为交流学习的严重障碍。要想让中医走向世界，要想让针灸走向世界，学好中医针灸的同时，还必须学好外语。他的导师邱茂良教授经常这样告诫他，李玉堂教授自己也深刻地认识到这一点。他从小就立志要当一名弘扬传统医学，名扬海外的好医生。于是，他为自己确立了掌握1~2门外语的目标。他高中时学的是俄语，读研时学的是日语，没有学过英语。他日语基础稍好，但国际交流大多是英语，所以李玉堂决定攻克英语难关。定目标容易，实现目标难。这时，已经40岁的李玉堂，工作压力大，社会交往频繁，只能挤时间来学习。他从26个字母学起，一个一个单词地记，一个一个句子地背。只要有一点空闲，他就记单词；只要有一点时间，他就练习英语听力。虽然他是从零基础开始学英语，但因为他刻苦努力，不到一年时间就能用较流利的英语交流。可日常的英语会话不是他的最终目标，他的最终目标是用英语教学。所以他继续努力学习英文版的中医书籍，从阴阳五行到脏腑经络，从四诊八纲到五运六气，从中医内科到医古文，他日日翻读，月月诵习，日积月累。学习英语的同时，他也从不间断日语的学习。就这样经过不懈努力，他终于熟练掌握了两门外语，能用日语和英语流利交谈及教学授课。

20世纪80年代中期，南京中医学院（现南京中医药大学）委派李玉堂和朱秀云、张伯诚等组成第二附属医院领导班子，在南京市南湖地区筹建南京中医学院附属针灸推拿医院（现称南京中医药大学第二附属医院、江苏省第二中医院、江苏省针灸推拿医院）。为了能充分利用有限资源，合理有效布置科室，他和丁永昌处长、杨兆民教授等组成的调查组，分赴济南、天津和北京等地的数所大医院参观考察。历时月余，最后由李玉堂执笔绘制出布局合理的"E"字形门诊楼的各科室分布图。筹建过程中，有几十万元的开诊资金用于购买仪器设备和人员培训。李玉堂本着"勤俭建院"的精神，每花一分钱都经反复考虑研究，总是把钱花在刀刃上。1991年7月1日该院建成，李玉堂任副院长，主要负责医疗业务管理等。在业务上，他考虑到附属针灸推拿医院刚建成，没有雄厚的经济条件和强大的技术力量，不可能办成江苏省中医院那么大的规模。因此，在就诊方向上完全定位在康复保健方面，着重抓针灸、推拿两大科室，突出专业特色。医院开诊不久就门庭若市。医院建成，适时满足了日益增长的国内外针灸临床教学的需要，也为针灸推拿康复患者打开了方便之门，带来了福音，也缓解了其他医疗单位的就诊压力（图5）。

四、传道授业

1986年5月，李玉堂凭借英语和针灸医术的优势，通过严格选拔，首次走出国门，赴马耳他执行援外任务。在马耳他的两年时间里，他一方面负责针灸科日常门诊，为马耳他人民解除疾苦，另一方面传授中医针灸知识，培训当地医师，指导他

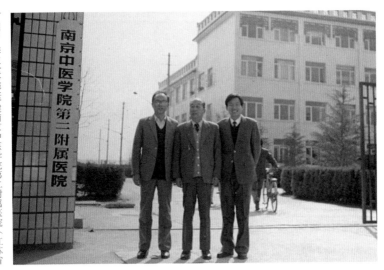

图5　李玉堂教授筹建南京中医学院第二附属医院（江苏省第二中医院）（左起：李玉堂、邱茂良、仇裕丰）

们运用针灸、中药治疗常见病。他也曾多次受邀给明托夫总理治病。李玉堂运用自如的英语、效如桴鼓的针术、淳厚高尚的医德、踏实认真的工作作风，不仅给马耳他的同行、患者留下了深刻的印象，还多次受到明托夫总理的赞扬和夸奖。1988年初，原卫生部副部长顾英奇访马期间，李玉堂还提出向马方互派留学生，建立中马合作，创办中医诊疗实体等多条建议，大多被其首肯且予以采纳，他还被聘为马耳他圣·路克斯医院针灸顾问。他的马耳他之行，为扩大中医，尤其是针灸在国外的影响，加强中马两国人民的友谊，促进民间合作交流，起到了重要的促进作用（图6）。

1994年，经过高水准的日语考试和有关部门的严格审核，

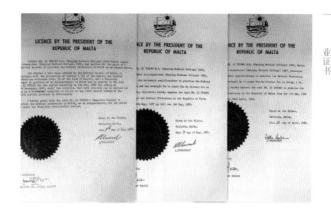

图 6 李玉堂教授在马耳他共和国的行医执业证书

作为第一个高级访问学者，李玉堂被派往日本高知市爱和病院进行访问学习。3个月时间里，他一方面向日本同行介绍我国目前针灸的研究现状和进展，与同行相互切磋，相互交流，同时了解日本针灸的现状，拓展针灸研究及诊疗思路，另一方面，学习日本医院先进的管理经验和提高自己的临床技能。此次访问学习，他开阔了视野，学习了经验，加深了中日同行了解，增进了彼此友谊，拉开了中日院际交流的序幕（图7）。

1996年春，世界卫生组织（WHO）传统医学合作中心在意大利米兰召开了针灸顾问国际会议，讨论由谢竹藩教授为WHO起草的三个重要文件：《针灸的适应症和禁忌症》《针灸培训》《针灸安全》。出席这次会议的代表分别来自中、英、法、美、日、韩、印尼、澳大利亚、埃及等十多个国家，李玉堂作为WHO传统医学顾问也应邀参加。由于各国国情不一

图7　李玉堂教授在日本爱和病院访问学习

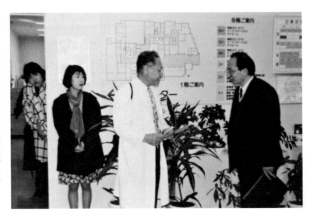

样，针灸发展的水平不一致，在讨论这三个问题时，各国代表争论不休，意见僵持不下。为此，李玉堂和另外几位顾问穿梭协调于各国代表间，在有利于针灸正确、有序、健康发展的前提下，促成他们达成共识。在他们的努力下，各国代表讨论通过了关于针灸培训和安全问题的统一标准，并以文件的形式，由WHO总部下发到世界各地。该文件对推动针灸在世界范围内的健康发展，具有十分重要的意义。为了弘扬中国针灸，为了让中国针灸在世界针灸领地上占有重要地位，李玉堂回国后立即组织几位研究生，夜以继日查阅收集大量针灸临床资料，选择了课题设计合理、有对照组的临床报告近千份，翻译成英文寄给世界卫生组织总部，再由总部向全世界推广交流（图8）。

　　1998年10月，为了让针灸教学走出国门，扩大南京中医

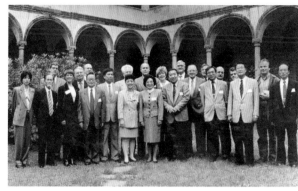

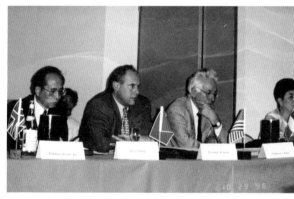

图 8　李玉堂教授作为世界卫生组织传统医学顾问出席意大利米兰会议，会上，李玉堂教授代表中国发言

药大学在国外的影响，培养更多更优秀的外国针灸医生，南京中医药大学与美国东部地区的中华医疗康复中心签订了联合办学协议。李玉堂受学校委派，成为该中心第一个针灸特聘教师。在短短的一年时间里，他独自完成了中医基础理论、中医诊断学、中药学、方剂学、经络腧穴学、刺法灸法学、针灸临床治疗学、推拿学、中医内科学、妇科学和儿科学等十二门中

医课程的英语教学任务。3年后，这批学生都通过了美国针灸执业医师资格的考试。该康复中心负责人施祖谷先生有感于李玉堂严肃认真、勤勤恳恳的教学态度，为南京中医药大学慷慨捐赠20万元人民币设立施祖谷奖教金，奖励在教学第一线做出突出贡献的老师（图9）。

2003年，美国俄勒冈东方医学院因教学质量高获得授予美国针灸医学博士学位的资格。为了培养高素质的针灸高级人才，该校采取与我国几所著名中医院校联合培养的方式，聘请多名我国的针灸中医专家教授来校执教。李玉堂作为第一批特聘教授，于2003年7月来到俄勒冈州，负责前6个月针灸相关课程与经典著作的教学。为了能把课讲好，讲透，他远涉重洋，从国内带去了数十千克重的参考书。每讲必认真备课，每课必布置作业。为了备课及修改学生的作业，他常常熬到深夜。6个月后，医学院对李玉堂的教学进行了评估，他的授课因准确、生动、认真而得到学生和校方的好评。他出色地完成了教学任务，不辱使命，于2004年2月回国（图10）。

作为一名针灸教师，李玉堂教授培养了几百名本科生，几十名研究生，近百名境外学生。今天，他们都在各自的岗位上，为针灸事业贡献自己的力量，不少还成为针灸方面的专家。作为一名针灸医生，李玉堂勤于医道，博采众长，竭心尽

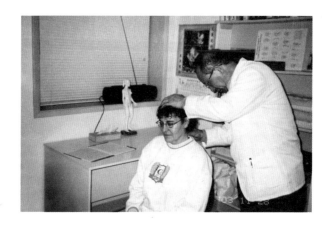

图9　李玉堂教授在美国中华医疗康复中心工作

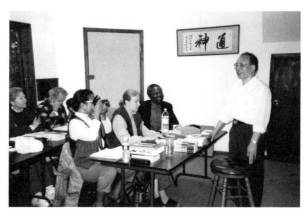

图10　李玉堂教授在美国俄勒冈东方医学院工作

力，解除患者痛苦，不计其数的患者在他的治疗下康复痊愈。李玉堂教授至今依然一如既往地在尽心尽力推动针灸事业的发展（图11，图12）。

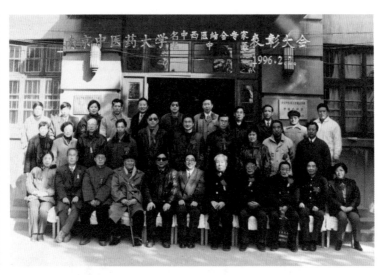

图11　李玉堂教授（二排左3）被评为江苏省名中西医结合专家

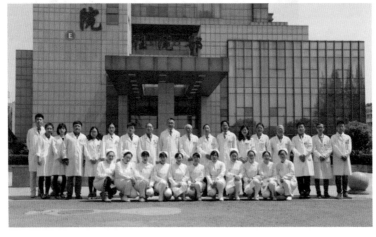

图12　江苏省名老中医药专家（李玉堂）传承工作室合影

第二节
学术思想

　　李玉堂教授从事中医针灸50余年，在临床实践的过程中，形成了自己的特色诊疗思路和有独到见解的经验学说。主要学术思想有三个方面：①关于经络学说的三维网架结构说；②关于背俞穴和夹脊穴的领悟；③关于分层立体止痛的思路和操作。

一、经络与神经三维网架结构

　　"经络学说"最早见于《黄帝内经》。继《黄帝内经》后发挥的有《难经》《针灸甲乙经》《金兰循经》和《十四经发挥》等著作。经络学说不仅在阐明人体生理功能上有重要作用，而且也是临床上说明病理变化、指导辨证归经和治疗的重要理论依据，故《灵枢·经脉》说："经脉者，所以能决死生，处百病，调虚实，不可不通。"

在中医针灸学中，经络如此重要，那么现代语境下的"经络"又是什么呢？是有形的还是无形的，是形象具体的结构，还是理论抽象的模型呢？面对经络实质的现代追问，多年来许多医学、生物学及相关学科学者从不同视角、不同途径、不同层级上进行了探讨，并提出了许多假说，但时至今日，仍没有一致定论。李玉堂教授总结认为，目前关于经络的实质有如下几种假说：①经络是以神经系统为主要基础，包括血管、淋巴系统等已知结构的人体功能调节系统。②经络是独立于神经、血管、淋巴系统等已知结构之外，但又与之密切相关的另一个功能调节系统。③经络可能是既包括已知结构，又包括未知结构的综合功能调节系统。这三种主要假说，虽或多或少概括了经络的一些特征，但都不能完美解释经络现象。

经络实质到底是什么呢？作为一个从事针灸的临床医师或学校教师，都不可避免地要面对这个问题，并给出自己的答案。李玉堂教授认为，经络包括神经、血管、淋巴系统，经络实质是以神经、血管、淋巴系统参与构成的神经体液调节，其中神经起重要作用。

（一）经络包括血管、淋巴系统

李玉堂教授认为，古人认识的经脉，具备三个基本特征：

1. 肉眼看得见的，脉管样形状的组织 《黄帝内经》有"若夫八尺之士，皮肉在此，外可度量切循而得之，其死可解剖而视之。其脏之坚脆，腑之大小，谷之多少，脉之长短，血之清浊，气之多少，十二经之多血少气……皆有大数"（《灵枢·经水》），"经脉十二者，伏行分肉之间，深而不见，其常见者，足太阴过于内踝之上无所隐故也。诸脉之浮而常见者，皆络脉也"（《灵枢·经脉》）等记载。从这些文字不难看出，经脉用肉眼是可以看得见的，而且还是可以度量的，也可解剖视之，是有形状的东西。

2. 经脉中流动气血样物质 《黄帝内经》还有"经脉者所以行血气而营阴阳，濡筋骨而利关节者也"（《灵枢·本脏》），"阴脉营其脏，阳脉营其腑，如环之无端，莫知其纪，终而复始。其流溢之气，内溉脏腑，外濡腠理"（《灵枢·脉度》）等记载。这肯定了经脉运行血液及其营养物质，周而复始，如环无端，并且濡养全身各组织器官。

3. 用手触摸到脉搏样体征 《黄帝内经》有"肺出于少商……经渠，寸口中也，动而不居为经。入于尺泽。尺泽，肘中之动脉也，为合。手太阴也"（《灵枢·本输》）等记载。这段文字指出，"经渠""尺泽"，皆是动脉搏动处，即可以用手触摸到搏动。《难经》也说："十二经皆有动脉，独取寸口以决五脏六腑死生吉凶之法，何谓也……人一呼，脉行三寸，一吸，脉行三寸，呼吸定息，脉行六寸。"这里一方面指出寸口的脉搏就是手太阴经的脉在动，同时还指出每一呼吸之间血在脉中所行的距离；而且指出十二经皆有动脉。中医文献中有关血脉组成经络的类似记述还有很多。

从以上这三个方面分析，在人体内具备这三个特征的只有血管、淋巴。此外，从经脉的"脉"字义上来说，脉，古字为"衇"，象形"血流于脉"这个生理学意义。明代《人镜经》解释：脉"从血从辰，所以使气血各依分派而行经络也"。李玉堂教授认为，用"脉"字，很容易使人想到人体中的脉首先是脉管、血脉、血管，无论是古人还是今人，都会这么想，因为不论是在人体还是动物中，"脉"字所表达的意义都是显而易见的血管，尽管"脉"里所包含的可能不只是血管，但它首先是血脉，古人不可能不顾显而易见的血脉，再用"脉"字去命名其他脉样的东西。因此，就经脉的原义，应该是指血管、淋巴管，当无疑问。

（二）经络包括神经系统

李玉堂教授研究发现，《黄帝内经》关于"心"和"脉"的认识，隐含了神经系统的内涵。首先，《黄帝内经》有"心主身之血脉"（《素问·痿论》），"心者，生之本，神之变也，其华在面，其充在血脉"（《素问·六节藏象论》），"诸血者皆属于心"（《素问·五脏生成》）等记载；唐代王冰还曾有"血居中，属于心也"的注解。由此可见，"心"的认识是与"血"和"脉"相关的，心是"脉"系统的中枢和主宰。另一方面，还有"心藏神""心者，君主之官，神明出焉"（《素问·灵兰秘典论》）等认识，认为"心"又是神的主宰。基于西医学知识，李玉堂教授认为，神志意识是神经系统的主要功能，是高级神经系统的功能体现。由于血脉所行之处常有相应的神经伴随和分布，而神经系统和脑的正常生理功能又依赖于血液的营养，在当时较低的解剖水平与认知水平上，将看到的与感觉到的揉合在一起加以叙述，就会造成经络学说中的一些概念杂合。由于古人不能把心血管系统和神经系统在形态和功能上作精确区分，有可能就把上述两个系统的功能，都归结为经络系统的功能。

另外，基于穴位物质基础的研究成果，李玉堂教授认为多数穴位位于神经干或神经束通过的部位，穴位与神经节段性支配关系密切，同时也与自主神经、血管、淋巴管有关，与肌肉、肌腱的关系主要体现在十二经筋上。在形态学上，经络的循行路线与外周神经一致，尤其是肘膝关节以下的部分，几乎是沿着神经的主干及其主要分支的径路走行的，十四经除少数例外，不论四肢与躯干，大都与神经节段支配相吻合。针灸操作时，脊髓是针刺传入的初级中枢，丘脑是感觉上升到意识之前的一个调整中枢，大脑皮质是多种感觉信号进入意识领域的关键部位。针刺效应的产生，经络各种功能的完成，均是在神经系统参与作用下实现的。因此，李玉堂教授认为，经络的结构基础和功能实现，是包括神经系统的，也是离不开神经系统的。

　　基于上述两方面的分析，李玉堂教授认为，经络的物质基础在已知的解剖结构中已得到基本的说明，经络的结构不可能与这些解剖结构无关。经络的根本功能与神经、血管系统直接相关，它不可能属于这两大系统之外的另一解剖结构。因此，经络的物质结构应该是神经、血管和淋巴系统，经络系统则是由这些结构组成的神经三维网架结构。正如祝总骧教授所说，"经脉线不是一条简单的单一结构和功能线，而是多层次、多形态、多功能的立体结构"。神经、血管和淋巴管是三维线，穴位则是把这三维线组成一个三维网架结构的联络点。在针灸临床实践中，李玉堂教授重视三维网架结构在经络诊查和治疗中的形态学意义。

二、背俞穴、华佗夹脊穴与脊神经节段的关系

临床实践中，李玉堂教授常常遇到这样的情况，某人因患有高血压而血压升高时，检查发现或颈椎棘突错位，或颈椎骨质增生，或颈椎椎间盘脱出或突出，一旦这些病况得到改善，其血压也莫名其妙地恢复正常了；患者心慌气短，患有心律失常之心脏病，细心检查发现，其胸椎关节出现了异常，而纠正这种异常后，其心律也恢复正常了。有学者从上述现象中得出结论，认为有些内脏疾病或全身性疾病的产生与脊柱疾病相关；积极纠正脊柱对治疗这些疾病具有极为重要的意义。李玉堂教授高度认同此类疾病应该归属于"脊柱相关病"，特别是在用其他治疗方法疗效不显时，往往从脊柱论治，能收佳效。在针灸临床中，李玉堂教授还较多针刺背俞穴或华佗夹脊穴来治疗脊柱相关疾病；并且从中医、西医理论上深入阐述背俞穴、华佗夹脊穴的临床意义和理论依据。

（一）背俞穴、华佗夹脊穴治脏腑病和全身性疾病的中医理论依据

背俞穴是脏腑经气输注于腰背部的腧穴，与脏腑关系密切。背俞穴，首见于《灵枢·背俞》篇，其中载有五脏背俞穴名称和位置，如"黄帝问于岐伯曰：愿闻五脏之腧，出于背者。岐伯曰：胸中大腧在杼骨之端，肺腧在三椎之傍，心腧在五椎之傍……皆挟脊相去三寸所，则欲得而验之，按其处，应在中而痛解，乃其腧也。"《脉经》则进一步明确了肺俞、肾俞、肝俞、心俞、脾俞、大肠俞、膀胱俞、胆俞、小肠俞、胃俞等十个背俞穴名称和位置。此后《针灸甲乙经》又补充了三焦俞，《备急千金要方》又补充了厥阴俞而完备。其中，"迫脏刺背，背俞也"（《素问·长刺节论》），"阴病行阳……俞在阳"（《难经·六十七难》）"阴病治阳"（《素问·阴阳应象大论》）等记载，李玉堂教授认为均是在说明背俞穴可治疗五脏病证。

华佗夹脊穴在背腰部，当第一胸椎至第五腰椎棘突下两侧，后正中线旁开0.5寸，一侧17穴，两侧34穴。华佗夹脊穴认识的临床实践基础，李玉堂教授认为，与《素问·缪刺论》"邪客于足太阳之络，令人拘挛背急，引胁而痛，刺之从项始，数脊椎，夹脊，疾按之，应手如痛"的记载有关。当邪客于足太阳之络，拘挛背急，引胁而痛时可取华佗夹脊穴。夹脊穴，

内夹脊里督脉，外临足太阳膀胱经，澄江针灸学派创始人承淡安先生认为此穴与华佗有关，正式命名其为"华佗夹脊穴"。李玉堂教授进一步分析《灵枢·经脉》"督脉之别，名曰长强，夹膂上项，散头上，下当肩胛左右，别走太阳，入贯膂"的记载，认为督脉之别，由督脉别走太阳，夹脊而行于督脉与膀胱经之间，夹脊穴的针灸效应是通过"督脉之别"、督脉和膀胱经得以发挥。督脉为"阳脉之都纲""总督诸阳"，足太阳膀胱经为巨阳，通过督脉之别，与督脉之阳气化生精微，内可以养神，外可以柔筋。故夹脊穴有夹督脉之阳，助膀胱之气，调理脏腑，疏通经脉之功。

（二）背俞穴、华佗夹脊穴治脏腑病和全身性疾病的西医理论依据

背俞穴和华佗夹脊穴，因各穴位置不同，所涉及的肌肉、血管、神经也不尽相同。但李玉堂教授认为，出于同一脊柱节段水平的腧穴，具有大致相同的结构。一般的结构为：皮肤—皮下组织—浅肌层（斜方肌、背阔肌、菱形肌、上后锯肌、下后锯肌）—深层肌（骶棘肌、横突间肌）。皮肤由脊神经后支的内侧支呈节段性分布。脊神经和椎骨数是相对应的。在肌层的深面，有从椎骨的侧壁上椎间孔出来的脊神经及其分支和交

感神经的交通支。背俞穴和华佗夹脊穴附近均有相应的脊神经支伴行，神经纤维的范围覆盖了穴区部位，交感神经纤维交通支与脊神经联系，并随脊神经分布周围器官和脏器，支配第一胸椎到第五腰椎。夹脊穴的神经与支配五脏六腑的内脏神经丛处于同一脊髓节段水平，并通过交感神经纤维交通支与脊神经联系。李玉堂教授认为，针刺或艾灸，通过神经体液调节作用，可影响交感神经末梢释放化学介质，使其病变受累的椎关节、骨质韧带、肌肉等组织结构以及神经血管邻近组织产生良性反应，调整改善脊柱内外环境，使之趋于平衡，从而调整脏腑功能，达到治疗疾病的目的。我们有理由相信，同一棘突水平的背俞穴和华佗夹脊穴主治大致相同。

（三）华佗夹脊穴临床应用优势

同一棘突水平的背俞穴和华佗夹脊穴主治大致相同，可以治疗五脏六腑病证和与脏腑相关的五官九窍、皮肉脉筋骨等病证。李玉堂教授认为，华佗夹脊穴更有临床应用优势。首先，华佗夹脊穴靠近脊柱，其下无脏腑和重大血管；其次，有学者通过大量尸体解剖发现，以每椎棘突下旁开0.5同身寸为标准，深刺时均能抵椎板，不致刺入胸腹腔而损伤脏器，直刺夹脊穴也是安全的。如果针刺时针尖朝向脊柱，则针刺更加安全，无刺伤脏腑或大血管之虑。因此，当考虑用背俞穴治疗脏腑及其相关病证时，李教授更推荐运用相应的华佗夹脊穴代替之，效果不减，安全增加。

三、提出三层立体止痛法

李玉堂教授认为，针灸临床操作涉及部位的深浅，从本质上讲应该是组织结构的差异，如《素问·刺要论》有"病有浮沉，刺有浅深"的记载，并且强调"刺皮无伤肉""刺肉无伤脉""刺脉无伤筋""刺筋无伤骨""刺骨无伤髓"等。李玉堂教授认为，古代医家不仅认识到了人体皮、肉、筋、骨、脉等各种组织的差异性，而且还在《黄帝内经》中留下了经脉理论、经筋理论和皮部理论等记载。在临床上，尤其是针对疼痛性疾病，李教授构建了三部立体止痛术，有从皮部论治、从经脉论治、从经筋论治之别，或综合论治。

首先，从皮部取效。可以运用穴位贴敷、拔罐、刺血、腕踝针、皮内针、浮针、皮肤针以及艾灸等方法，针对不同类型的疼痛病症，在临床上或选择性单独使用，或综合运用。如三叉神经痛者，以全蝎、地龙、蜈蚣、生南星、半夏、白附子、木香、细辛、五倍子等研细末，用酒调和成饼，贴敷于太阳、阳白、下关、颊车等，一贴痛缓，二贴痛止，三贴痛消；虚寒或实寒类腹痛或胃痛者，在神阙、中脘处拔罐，效如桴鼓；急性腰扭伤者，委中穴点刺放血；急性咽喉痛者，点刺少商出血，立效；头痛、牙痛、神经痛、关节痛、腰腿痛、痛经等以疼痛为主者，腕踝针治疗；头痛、胁痛、脊背痛、腰痛等疼痛严重者，皮内针合皮肤针治疗；疼痛伴有感觉麻木、胀满等者，浮针治疗；寒邪侵袭或者阳虚内寒所导致的痛症，多使用艾灸治疗。

其次，从经脉取效。应用毫针直刺、穴位注射等方法激发经气而发挥治疗作用。如肩周炎初起，仅见关节疼痛，并无活动受限者，宜先"扬刺"肩髃、臑俞以驱散表浅的寒气，然后"恢刺"肩贞以疏通经气，舒缓筋急，最后"远道刺"手三里和"巨刺"健侧条口，行补泻手法后留针；久患肩周炎，关节疼痛剧烈伴活动受限者，宜先"分刺"肩髃，然后"齐刺"臑俞，"傍针刺"肩贞，最后"远道刺"曲池、手三里、外关，针刺3次无明显效果者，"焠刺""肩三针"；腹痛等患者，需要明确诊断和充分了解药物的副作用后，用小剂量654-2注射足三里、中脘等穴，可即刻收效。

再者，从经筋取效。李教授是国内较早开展小针刀治疗的学者，常将其用于肩周炎等需要松解的肌肉结缔组织疾病；关节疼痛性疾病、经筋病等患者，用锋钩针划割皮下结缔组织纤维治疗；需要放血排脓的疾病如痈、疖肿等及某些顽固性内脏病者，亦用锋钩针治疗。

李教授还常常依据疼痛性疾病的不同部位、性质、程度等，分别选取两种或多种不同方法的组合治疗。坐骨神经痛者，先用毫针直刺加拔罐及灸疗，不效者予穴位注射合穴位贴敷疗法，仍无效或效不巩固者予小针刀或锋钩针疗法并合浮针疗法止痛；肾绞痛者，先施踝针缓解疼痛，再以毫针直刺肾俞、京门、志室、足三里、三阴交、阴陵泉、太溪、照海、太冲以治本，或佐以双侧肾俞穴注射 3 ~ 4mg 维生素 K。

通过从皮部、经脉、经筋等按部位、分层次施术，疼痛大多能应手而瘥。

第二章

分层止痛

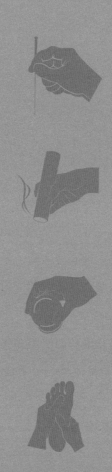

第一节
疼痛基础

一、疼痛感知

疼痛是一种复杂的生理心理体验，是临床上最常见的症状之一。不同的学者和组织，从不同角度定义疼痛：

> "与现存的或潜在的组织损伤有关系的，或者可以用组织损伤描述的一种不愉快的感觉和情感上的体验。"
>
> ——国际疼痛协会（International Association of the Study of Pain, IASP）

"个体经受或叙述有严重的不适和不舒适的感受。"

——北美护理问题协会

"疼痛是由实际的和意识到的组织损伤所引起的一
种不愉快的、带有情绪和认知的复杂体验,伴随
着自主的、心理的和行为反应。"

——Terman和Bonica(2003年)

由此可以知道,疼痛主要包括:伤害性刺激作用于机体所
产生的痛感觉以及机体对这种伤害性刺激作出的痛反应,后者
又可以分为躯体运动性反应和内脏植物性反应,通常还伴有强
烈的情绪反应。大多数人认为疼痛应该为组织损伤所致,但人
们逐渐发现,在没有组织损伤或病理因素存在时也有很多发生
疼痛的报道,通常这些疼痛的发生与心理因素有关,因此,不
应该忽略个体的主观感受,要重视心理因素在其中的作用。

(一)生理

疼痛是综合生理与心理的复杂体验。生理感觉来源于外界
伤害性刺激引起的组织损伤。疼痛信号从外周感受器传到大脑
皮质,主要经过脊髓、延髓等部位。脊髓以上,主要分为外侧
通路和内侧通路。其中,外侧通路的神经传导从脊髓和延髓背

角经丘脑腹后外侧核投射到大脑皮质的初级感觉皮层和次级感觉皮层，与疼痛的感觉有关；内侧通路从脊髓和延髓背角经内侧丘脑/髓板内核群、下丘脑、杏仁核到达扣带回和脑岛，与疼痛传递的情绪反应和记忆信息有关，长期的慢性疼痛会对患者的认知和情感产生影响。

与疼痛感知相关的几个神经生理学说有：

1. 疼痛闸门控制理论（gate control theory，GCT）　1965年被提出的疼痛闸门控制理论认为，在脊髓背角胶状质中的存在一个类似于闸门的疼痛控制机制，脊髓各个节段都存在一个闸门，当外界的伤害性刺激激活了外周感受器时，神经冲动通过粗、细纤维传入脊髓系统，其中，粗纤维（Aβ纤维）传入冲动能够抑制信息上传而使闸门关闭，中断信息的传入，细纤维（Aδ和C纤维）则使闸门开放，将痛觉信息传入，同时激活脑部高级中枢，并通过下行控制系统控制闸门的开合。当伤害性刺激激活了传入神经时，神经冲动上传入3个脊髓系统：背角中胶状质（substantia gelatinosa, SG）细胞、向大脑传导信号的脊柱神经、背角中的中枢传导细胞（central transmission cell, T）。胶状质细胞功能如同闸门，可影响脊柱神经系统中疼痛信息的传入模式，该传入模式影响大脑加工信息，这种信息加工过程又反过来调节闸门的开合，三种系统交互作用。基于闸门控制系统理论，产生了经皮电刺激镇痛系统（TENS）。

然而闸门控制理论无法解释幻肢疼痛的现象，幻肢痛是因截肢或外伤而使部分肢体不存在后仍可感知疼痛的现象。由于没有疼痛信号传入通路的存在，个体仍能感觉到疼痛，因此疼痛原因可能来自大脑的神经网络。

2. 疼痛神经网络理论（neuropathic theory of pain）　疼痛的神经网络理论认为，疼痛是由一个特殊的、广泛分布的脑神经网络——身体-自我神经网络（body-self-neuropathic）发出的神经信号所决定的多维经验。因此，疼痛是大脑信号输出的结果。疼痛相关的神经网络主要有丘脑（thalamus）、初级躯体感觉皮层（S1）、次级躯体感觉皮层（S2）、脑岛（IC）、扣带前回（ACC）、前额皮质（PFC）等脑区。这些脑区参与认知加工，参与情绪加工，还参与疼痛信号的调制。慢性疼痛对认知、情绪等心理的影响可能改变了相关脑区的结构和功能。

3. 中脑导水管周围灰质（periaqueductal gray, PAG）机制　1970年提出的中脑导水管周围灰质参与镇痛的机制，认为是内源性痛觉调制系统的核心，发现中脑导水管周围灰质中的神经细胞内含丰富的脑啡肽受体，其周围也存在大量的脑啡肽。内源性的脑啡肽以及外源性的吗啡与这些神经细胞上的阿片受体结合，从而产生强大的镇痛效果。除脑啡肽、内啡肽、强啡肽等内源性多肽及其受体，5-羟色胺等神经递质及其相应的受体也参与下行控制或内源性疼痛抑制系统。其中，延髓头端腹内侧核群（RVM）为内源性痛觉调制系统的重要驿站，PAG发挥镇痛效应可能是通过RVM起作用，PAG传出纤维主要投射到蓝斑及RVM。RVM包括中缝大核（NRM）及邻近的腹侧网状结构，接受来自PAG、臂旁核、孤束核的传入，也接受前额叶皮质、下丘脑、杏仁核等结构的传入。NRM能调节伤害性感受的阈值，损伤其可引起痛觉过敏。

此外，研究发现作用在身体任一部位的伤害性刺激，都可产生抑制脊髓及三叉神经尾侧核会聚神经元的伤害性反应，这种效应即为弥漫性伤害抑制性控制（diffuse noxious inhibitory controls, DNIC）。DNIC是依赖于脊髓和脊髓上机制的中枢性疼痛调节系统的一部分，伤害性刺激能明显抑制脊髓及三叉神经尾侧核汇聚神经元对C类纤维传入的反应，甚至可以完全阻断C类纤维的传入活动，且在停止刺激后还有明显的后续效应。目前认为，针刺镇痛的机制之一为"以痛制痛"，针刺作为一种伤害性刺激可充分兴奋Aδ、C纤维，从而激活中枢镇痛系统的负反馈调控机制，通过DNIC引起全身广泛而持久的镇痛作用。DNIC效应的上行通路位于脊髓腹外侧核，下行通路涉及5-羟色胺能下行环路和阿片能下行通路。

4. 中枢敏化机制　组织损伤、神经损害或刺激等初级传入C纤维可以引起脊髓背角神经元兴奋性的增加，这种现象称为中枢敏化。中枢敏化的主要原因是初级传入纤维与脊髓背角神经元之间的突触传递可塑性：脊髓背角C纤维诱发电位的长时程增强LTP，C纤维能够传导痛觉信息，LTP则是学习与记忆的生理基础，因此C纤维的LTP是一种痛觉记忆，是中枢敏化与痛觉过敏的神经基础。

基础研究表明：神经元的新基因表达在组织损伤后20min内即被启动，这是中枢神经系统神经元敏化和重塑的基础。已有证实在围术期，如给予良好的镇痛措施，可降低患者对镇痛药的需求以及改善术后功能状态。还证明了通过急性带状疱疹患者的疼痛强度、开始治疗时间和效果来预计日后发展为带状疱疹后遗神经痛的可能性。

5. 外周敏化机制　当机体对伤害性刺激敏感性发生改变后，Aδ纤维、C纤维异常兴奋，阈下刺激即可产生疼痛。伤害性刺激引起外周组织释放多种化学因子和细胞因子，组织损伤产生炎症介质如5-HT、缓激肽、前列腺素、组胺、钾离子等，可引起痛觉感受器过敏。神经损伤部位可引起异位冲动，在各种原因引起神经损伤时，神经损伤部位和背根神经节细胞膜上钠离子通道密度增高，能引起自发放电。这些自发的异位冲动源源不断地传入脊髓可引起和维持中枢敏感。交感神经节后纤维发出侧支，在背根神经节神经元周围形成篮状结构，内含 P 物质、降钙素基因相关肽等，交感神经兴奋可易化或直接兴奋感觉传入神经元。这些发现可解释为什么神经损伤后，交感神经兴奋能够引起或加重疼痛。其次，在正常神经干内，神经纤维与血液之间存在血-神经屏障，使神经纤维免受免疫细胞、抗体的攻击，当神经受到损伤时，可使神经纤维上的蛋白暴露，形成抗体，从而导致神经纤维受到攻击。T 淋巴细胞侵入神经干并被激活，多种细胞因子如白细胞介素 Ⅱ、肿瘤坏死因子等产生，这些细胞因子又刺激施万细胞和巨噬细胞产生炎症前细胞因子和活性氧簇，最终引起神经纤维脱髓鞘，纤维溃变，导致病理性疼痛。

（二）心理

对于成人，疼痛常由心理因素引起，可以无明显的组织损伤。疼痛易受暗示、关注和期待与被期待等心情所影响，既往的经历和当时的情境都能给疼痛带来很大变异影响。

疼痛除了表现为躯体症状，还伴随情绪反应。躯体的疼痛会引起不愉快的情绪反应，而情绪反应也会反过来影响对躯体疼痛的感知。与疼痛相关的情绪主要为负面情绪，常见的有抑郁和焦虑。不同的人格特质、不同的认知水平也可能影响疼痛程度的主观体验和持续时间。

近年来一些研究提出"应激痛敏"理论，如强迫游泳、身体束缚、水平旋转、社会挫败等应激刺激均可引起痛觉超敏。应激能产生致痛效应，也能发挥镇痛作用，神经科学和心理学实验都证实了应激反应大都能引起机体的镇痛效应，如剧烈运动、冷加压、心理紧张性应激等。

二、疼痛的分类和分级

（一）按生理病理分

1. 伤害性疼痛　在生理状态下，伤害性刺激兴奋感觉神经末梢，由伤害性感受器引起的一过性的疼痛，能够引起机体的防御反应，是一种保护性机制。这种生理性痛是感觉神经受到刺激后的正常反应，如针刺只引起轻微组织损伤，疼痛也是瞬时的。

2. 神经病理性疼痛　通常是中枢或外周神经系统神经损伤或损伤后功能紊乱引起的，主要表现为痛阈值下降，非伤害性刺激也可引起疼痛，且痛反应增强，持续时间长。神经病理性疼痛又可以进一步分为痛觉过敏（hyperalgesia）和痛觉异常（allodynia），痛觉过敏是对阈上刺激痛反应过度，刺激-反应模式未发生改变；痛觉异常是对阈下刺激产生痛觉，改变了感觉的性质。发病机制较为复杂，主要分为中枢和外周机制，中枢机制表现为细胞膜的兴奋性增高、中枢致敏、去神经超敏现象等，外周机制表现主要为离子通道的变化，外周神经损伤后，钙离子通道异常的反复开放，导致钙离子大量内流，从而引起痛觉过敏和痛觉异常。在伤害性疼痛向神经病理性疼痛发展中，中枢敏化或重塑是基础。神经病理性疼痛的发病率约为7%，在我国约有1 600万患者。其中，带状疱疹后遗神经痛和糖尿病周围神经病变引起的疼痛，是最常见的两种神经病理性疼痛类型，其他还有三叉神经痛、坐骨神经痛等。

（二）按疼痛性质分

1. 锐痛　刺痛、灼痛、绞痛、切割痛、撕裂痛。
2. 钝痛　酸痛、胀痛、闷痛。

（三）按疼痛类型分

1. 炎性痛　由于局部急性炎症或慢性炎症刺激神经所致的疼痛，通常可见红肿热痛。组织细胞发炎时，细胞外液中的钾离子、5-羟色胺、前列腺素、缓激肽、组胺等生物活性物质可引起痛觉过敏或痛觉异常。

2. 神经痛　又称为自发痛，指在没有外界条件刺激时产生的疼痛。自发痛可分为周围神经性痛和中枢神经性痛。周围神经痛主要沿着神经分布，具有阵发性特点；中枢性痛，为中枢神经系统原发性损伤或功能异常引起的疼痛。

3. 躯体痛　由体表皮肤组织或深部骨骼肌肉组织的痛觉感受器激活引起的疼痛，仅有脊神经而无内脏传入神经参与，与脊神经节段有关。

4. 内脏痛　由于脏器受到机械性牵拉、压迫、痉挛、缺血等导致的痛觉感受器活化引起的疼痛。

5. 牵涉痛　内脏的刺激由内脏感受器经交感神经纤维传入，经交感总干、交通支进入脊神经后根和脊髓后角感觉细胞至相应的节段皮肤，出现疼痛，即疼痛部位在距离真实病位较远处的体表。如心绞痛常常放射至左肩、臂和腕。

6. 癌性痛　由于肿瘤直接或间接影响导致的疼痛。

7. 幻肢痛　又称肢幻觉痛，系指患者感到被切断的肢体仍在，且有疼痛的感觉。

（四）按致痛病因分

1. 无菌性炎症　指关节内外或椎管内外软组织，因急性损伤后遗或慢性劳损而引起的损害性疼痛。

2. 机械性压迫　由于机体生物力学失去平衡、或解剖位置改变，肌应力异常而引起神经血管受压性疼痛。

（五）按疼痛因素分

1. 生理疼痛　是机体内外部受到伤害性刺激引起的一种生理上主观感觉、心理上不愉快的多维度体验。

2. 社会疼痛　指个体受到排斥，社会联系受到破坏而引发的负性情感体验，严重可导致躯体化。

（六）按疼痛病程分

1. 急性疼痛　与组织损伤、炎症或疾病过程相关的，持续时间较短（3个月内），如刀刃刺痛、分娩痛、骨折等。

2. 慢性疼痛　组织损伤痊愈后依然持续存在的，或持续时间3~6个月及以上的疼痛，如癌性痛、带状疱疹后遗神经痛等。

（七）疼痛分级

世界卫生组织（WHO）将疼痛划分成以下5种程度：

0度：不痛；

Ⅰ度：轻度痛，呈间歇痛，可不用止痛药；

Ⅱ度：中度痛，呈持续痛，影响到休息，需用止痛药；

Ⅲ度：重度痛，非用药不能缓解的持续痛；

Ⅳ度：严重痛，持续痛伴有血压、脉搏等变化。

三、痛有定处

（一）伤害性感受器

Aδ、C纤维等游离神经末梢为伤害性感受器，分布在皮肤、肌肉、肌腱、关节和内脏组织，这些伤害性感受器的胞体位于脊髓背根神经节。其中，体表刺激通过皮肤的温度、机械感受器传递，内脏伤害感受器感受空腔脏器的收缩、膨胀或局部缺血刺激，运动系统疼痛由躯体伤害感受器传递。

（二）传入纤维

Aδ、C纤维都存在于肌肉和皮肤神经中，为传递伤害性信息的初级传入纤维。其中，Aδ纤维传导快痛，C纤维传导慢痛，两者也共同传导内脏器官的刺激。伤害性传入纤维沿背根经李氏束（Lissauer束）进入脊髓背角，与二级神经元突触形成联系，将伤害性信息传向脊髓上结构。脊髓背角神经元：汇聚来自脑干、大脑皮质的下行投射神经以及来自外周的不同传入神经，加上背角局部中间神经元，共同构成神经网络。

（三）痛觉的传导通路

1. 痛觉的上行传导通路　痛觉的上行传导通路，因信号来自四肢躯干、头面部或内脏而存在径路差异。具体为：

（1）躯干和四肢的痛觉通路，包括：①新脊-丘束，信息冲动可通过丘脑的特异性感觉核群投射至大脑灰质中央后回区的上2/3处，具有精细定位能力；②旧脊-丘束或脊-网-丘束，在上行途中大多数纤维中止于脑干的内侧网状结构处，再经中间神经元的多级转换传至丘脑的髓板内侧核群等，与疼痛伴随的强烈情绪反应和内脏活动密切相关。

（2）头面部的痛觉通路：头面部的痛觉第一级神经元的胞体位于三叉神经半月神经节，轴突止于三叉神经感觉核和三叉神经脊束核。在此换元发出纤维过对侧，组成三叉丘系，投射至丘脑腹后内侧核（VPM）。自VPM发出的纤维，经内囊枕部投射至大脑皮质中央后回区的下1/3处。

（3）内脏痛觉通路：由交感、副交感神经介导，传入途径较分散，一个脏器的传入纤维经几个节段的脊髓传入中枢，一条脊神经又可含几个脏器的传入纤维，因此，内脏痛通常是弥散的，定位不准确。

其中，脊-丘束与快痛的形成有关；脊-网-丘束传递信息和内侧丘脑、下丘脑及边缘系统相联系，与慢痛时伴随强烈情绪反应和内脏活动有关；后索-内侧丘系参与中枢痛觉整合，对闸门控制系统起作用；脊髓固有束与慢痛的情绪反应有关。

2. 痛觉下行调控系统　痛觉信号调控系统即内源性痛觉调制系统，该系统不仅能感受和分辨疼痛信号，还能产生较强的自身镇痛作用。

（1）脊髓水平：在脊髓背角胶质区存在大量参与背角痛觉信号调节的内源性阿片肽、各类阿片受体。

（2）脑水平：内源性痛觉调控的重要结构位于脑部的下行镇痛系统。其中，位于脑干中的中脑导水管周围灰质（PAG）是疼痛下行调控系统的关键，对脊髓背角和三叉神经核的伤害性输入具有促进和抑制双重作用，通过延髓头端腹内侧髓质促进中枢敏化和继发性痛觉过敏的发生。PAG包括多种神经递质如P物质、阿片类药物、γ-氨基丁酸等。阿片肽是下行痛觉调控系统中最重要的激活及调节因子。

（四）痛觉高级中枢

主要包括丘脑和大脑皮质。除嗅觉，任何感觉传入信号都要经过丘脑的整合到达大脑皮质。其中，内侧丘脑核团，包括髓板内核、丘脑中央下核、腹内侧核和背内侧核，参与介导伤害性感受和痛觉的情绪成分；外侧丘脑核团，包括腹后核群、丘脑网状核和未定带，参与痛觉的鉴别。大脑皮质参与痛觉感知、疼痛调整；边缘系统与情绪活动有关。

四、疼痛的诊断与评估

由于疼痛的复杂性，疼痛不同类型的分类及分级，以及患者常伴有睡眠障碍、焦虑、抑郁等，影响生活质量，疼痛的诊断与评估需要在生理、心理等多个层面进行客观评估。临床上，需要经过系统回顾、询问病史、体格检查、神经系统检查、实验室检查等，作出诊断和评估。

1. 传统方法评估量表　传统评估疼痛的方法，主要依赖于量表。常用量表有：

（1）疼痛强度简易描述量表（verbal rating, VRS）：又叫作口述分级评分法。由一系列用于描述疼痛的形容词组成，描述词以疼痛从最轻到最强的顺序排列。通常将疼痛划分为4级：①无痛；②轻微疼痛；③中度疼痛；④剧烈疼痛。这种方法患者易于理解，但不够精确。

（2）视觉模拟量表（visual analogue scale, VAS）：是较为

常用的量表，该法比较灵敏，有可比性。在纸上划一条10cm的横线，横线的一端为0，表示无痛；另一端为10，表示剧痛；中间部分表示不同程度的疼痛，线上不应标记数字或词语，以免影响评估结果（图13）。

无痛 +----+----+----+----+----+----+----+----+----+ 极痛

    0   10

注：长10cm，定某一点，得1~10中的某一分。0cm：0分，无痛，无任何疼痛感觉；1~3cm：1~3分，轻度疼痛，不影响工作、生活；4~6cm：4~6分，中度疼痛，影响工作，不影响生活；7~10cm：7~10分，重度疼痛，疼痛剧烈，影响工作及生活

图13　视觉模拟量表（visual analogue scale, VAS）

（3）0~10数字疼痛强度量表（numerical rating scale. NRS）：此法是由0到10共11个数字组成，患者用0至10这11个数字描述疼痛强度，数字越大疼痛程度越来越严重，此法类似于VAS法。NRS具有较高信度与效度，易于记录，适用于文化程度相对较高的患者（图14）。

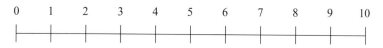

注：0：无痛；1~3：轻度疼痛；4~6：中度疼痛；7~9：重度疼痛；10：剧烈疼痛

图14　数字疼痛强度量表（numerical rating scale, NRS）

（4）疼痛强度评分Wong-Baker脸：主要以表情图形区分疼痛程度，婴儿或无法交流的患者可采用此方法（图15）。

注：对婴儿或无法交流的病人用前述方法进行疼痛评估可能比较困难。可通过画有不同面部表情的图画评分法来评估：无痛、有点痛、稍痛、更痛、很痛、最痛

图15 疼痛强度评分Wong-Baker脸

（5）麦吉尔疼痛问卷（McGill pain questionnaire, MPQ）：从感觉、情感等评价疼痛相关维度以及实时疼痛强度的角度进行全面评价的。由于McGill量表条目较多，形式复杂，由此产生了简化版McGill疼痛问卷，是由词汇量表和VAS的组合，包括11个感官体验，4个情感体验（表1）。

表1 麦吉尔疼痛问卷（McGill pain questionnaire, MPQ）

I. 疼痛评级指数（PRI）的评估

	无痛	轻度	中度	重度
A感觉项				
跳痛（throbbing）	0）___	1）___	2）___	3）___
刺痛（shooting）	0）___	1）___	2）___	3）___
刀割痛（stabbing）	0）___	1）___	2）___	3）___
锐痛（sharp）	0）___	1）___	2）___	3）___

续表

	无痛	轻度	中度	重度
痉挛痛（cramping）	0）____	1）____	2）____	3）____
咬痛（gnawing）	0）____	1）____	2）____	3）____
烧灼痛（hot-burning）	0）____	1）____	2）____	3）____
酸痛（aching）	0）____	1）____	2）____	3）____
坠胀痛（heavy）	0）____	1）____	2）____	3）____
触痛（tender）	0）____	1）____	2）____	3）____
劈裂痛（splitting）	0）____	1）____	2）____	3）____

感觉项总分：_____

B 情感项

疲备耗竭感（tiring-exhausting）	0）____	1）____	2）____	3）____
病恹样（sickening）	0）____	1）____	2）____	3）____
恐惧感（fearful）	0）____	1）____	2）____	3）____
受惩罚感（punishing-cruel）	0）____	1）____	2）____	3）____

情感项总分：_____

以上两项相加（S+A）＝疼痛总分（T）_____

II. 视觉疼痛评分（VAS）

0 |————————————————————| 10

无痛　　　　　　　　　　　可能想象的最痛

III. 现在疼痛状况（PPI）

0 无痛（no pain）_____

1 轻痛（mild）_____

2 难受（discomforting）_____

3 痛苦烦躁（distressing）_____

4 可怕（horrible）_____

5 极度疼痛（excruciating）_____

（6）人体疼痛绘图：将自己的疼痛程度在人体模型上标注，反映内脏疼痛。

2. 生理学测量 以下生理学指标与疼痛相关，但并不是疼痛的特异性指标。处于应激状态的人体也会出现这些自主反应。临床研究中，全面评估疼痛生理反应时，可以选择应用。

（1）心率：与疼痛强度成正相关；

（2）皮肤电水平；

（3）瞳孔直径；

（4）神经肌肉活动。

3. 基于EEG的神经电生理测量 激光诱发电位（LEPs）。

4. 基于fMRI的脑成像测量 结合fMRI和机器学习理论（以支持向量机SVM为代表）构建多变量模式分析（MVPA）。MVPA适用于探测不同认知状态下大脑激活响应的整体空间分布模式，MVPA更适合用于个体内疼痛的预测。

五、疼痛治疗的方法与分类

治疗原则：去除病因，缓解痛苦。

1. 药物治疗

（1）外周镇痛药：非甾体抗炎镇痛药，如阿司匹林、对乙酰氨基酚、罗非昔布、塞来昔布、吲哚美辛、美洛昔康、布洛芬、双氯芬酸等。

（2）降低中枢对疼痛的敏感性：弱阿片类药物，如可待因；阿片类中枢镇痛药，如吗啡、曲马多、芬太尼；安定镇痛药，如氯丙嗪、奋乃静；此外还有冬眠疗法。

（3）神经阻滞疗法：局部麻醉用药，如利多卡因等。

（4）辅助类药：类固醇药，如地塞米松、甲泼尼松龙等；抗惊厥药，如卡马西平、苯妥英钠、加巴喷丁、普瑞巴林等；抗精神病药，如阿米替林、文拉法辛、氟西汀、舍曲林、地西泮、舒乐安定等；抗心律失常药；维生素，如维生素 B_1，维生素 B_{12} 等。

2. 非药物治疗

（1）非药物中医治疗：针刺、艾灸、放血、小针刀、拔罐、刮痧、推拿等。

（2）物理疗法：冷疗、热疗、经皮电神经刺激疗法（TENS）、运动疗法、光疗法、大气疗法、水疗法、超声波疗法、牵引等。

（3）手术疗法：脊神经后根切断术、脊髓前外侧束切断术、前联合切断术、交感神经切断术、垂体破坏术、皮层损毁术、三叉神经感觉根及其末梢切断术等。

（4）心理治疗：情感支持，如安慰、陪伴、触摸。

（5）行为疗法：肌电生物反馈、脑电生物反馈、认知行为调整疗法、催眠疗法、放松疗法等。

（6）环境控制：周围不良环境可诱发或加重术后疼痛，应调整环境以缓解疼痛。白天避免光线直射，夜间尽量关灯，温度适宜每个患者的冷暖，减少刺激性声响，避免异味等。

第二节

分层立体止痛术

分层立体止痛术，是李玉堂老师依据《黄帝内经》"病有浮沉，刺有浅深""五体针刺"等文献记载，结合临床多种针灸操作技术组合应用的基础上，针对痛症和疼痛性疾病诊治时提出的诊疗思路和方法技巧，也是针灸精准诊治的临床策略之一。

分层立体止痛术的理论基础，主要是中医五体组织学理论、疾病表里深浅理论；对应临床操作上有针对浅表皮部，有针对深部筋骨，也有针对经脉系统调气血等不同的针灸操作方法和技巧。

一、五体有形，浅深当别

《黄帝内经》有"五体理论"，即是对人体皮、肉、脉、筋、骨五种组织结构的认识和阐述。《灵枢·经脉》有"人始生，先成精，精成而脑髓生，骨为干，脉为营，筋为刚，肉为墙，皮肤坚而毛发长，谷入于胃，脉道以通，血气乃行"的认识，提示人体胚胎形成和发育的过程中，五体就逐渐依次有序形成。而《灵枢·根结》则有"逆顺五体者，言人骨节之大小，肉之坚脆，皮之厚薄，血之清浊，气之滑涩，脉之长短，血之多少，经络之数"的记载，不仅提出了五体名称术语，而且分别指出各自的内涵。人体"五体"按照一定层次结构构成有机整体，即从外而内、由浅而深依次为皮、肉、脉、筋、骨。《素问·阴阳应象大论》与《素问·五运行大论》中还指出了五体还与体内的五脏有对应关系，即有"肝生筋……心生血（脉）……脾生肉……肺生皮毛……肾生骨髓……"等记载。中医藏象理论认为皮、肉、脉、筋、骨分属于肺、脾、心、肝、肾五脏。

基于"五体"，《黄帝内经》中进一步延伸出皮部理论、肉膜理论、经脉理论、经筋理论、骨度理论等，李玉堂教授认为，这些理论都是对"五体"的深入诠释和阐述。其中：

（一）皮部理论

皮部是指机体直接接触外界的最浅表部分，是感受外界气候、寒温等变化，并对这些变化具有调节和适应功能的组织，皮肤具有抗御外邪、保卫机体的作用。《黄帝内经》有《素问·皮部论》专篇论述。其中"欲知皮部，以经脉为纪者，诸经皆然"的记载，提示皮部的进一步分区和细化，即是以十二经脉为依据的，全身皮部以经脉为界限，划分成相应的十二个区域，即"十二皮部"。由于十二皮部是经脉所属的皮部，其名称也与三阴三阳"关""阖""枢"有关，故太阳皮部名为"关枢"，阳明皮部名为"害蜚"，少阳皮部名为"枢持"，太阴皮部名为"关蛰"，少阴皮部名为"枢儒"，厥阴皮部名为"害肩"。皮部是经络功能反映于体表的部位，是络脉之气散布，经脉之气所发的部位，皮部通过经络与全身联系起来。

此外，皮部还有毛发腠理，《黄帝内经》还认为这是外邪入侵人体的门户。故《素问·皮部论》还有"是故百病之始生也，必先于皮毛。邪中之，则腠理开，开则入客于络脉，留而不去，传入于经，留而不去，传入于腑，禀于肠胃"的记载，从皮毛、腠理，深入到络脉、经脉，再进入内脏，是外邪入侵传变的经典过程。《灵枢·百病始生》"是故虚邪之中人也，始于皮肤，皮肤缓则腠理开，开则邪从毛发入，入则抵深，深则毛发立，毛发立则淅然，故皮肤痛。留而不去，则传舍于络脉，在络之时，痛于肌肉，故痛之时息，大经代去，留而不去，传舍于经，在经之时，洒淅喜惊……"的记载，也提示了外邪入侵过程的不同阶段，可以出现不同的痛症。

（二）肉膜理论

五体之中的"肉"，对应于现代解剖学中的脂肪组织和筋膜组织。这些软组织，与疼痛性疾病的发生和发展密切相关。如《灵枢·逆顺肥瘦》有"……此肥人也，广肩腋项，肉薄厚皮而黑色，唇临临然，其血黑以浊，其气涩以迟，其为人也，贪于取与，刺此者，深而留之，多益其数也……瘦人者，皮薄色少，肉廉廉然，薄唇轻言，其血清气滑，易脱于气，易损于血，刺此者，浅而疾之"的记载，人体胖瘦的差异，主要与皮下脂肪组织的多少有关，也直接影响局部气血的清浊滑涩。《黄帝内经》中与"肉"相关的，还有"肉䐃""肌肉""分肉之间""肓膜"等术语概念。如《灵枢·本脏》有"脾应肉，肉䐃坚大者，胃厚；肉䐃小者，胃薄……肉䐃多少里累者，胃结，胃结者，上管约不利也"的记载，提示肉䐃与胃密切关联，而一般认为䐃即是指肌筋膜。《素问·痹论》还有"卫者水谷之悍气也。其气慓疾滑利，不能入于脉也。故循皮肤之中，分肉之间，熏于肓膜，散于胸腹，逆其气则病，从其气则愈，不与风寒湿气合，故不为痹"的记载，认为皮下膏肉、分肉之间、胸腹肓膜等，都是风寒湿之痹痛的病变所在，都是与"肉膜"相关的组织，临床诊治当关注和用心。

（三）经脉理论

经脉是《黄帝内经》中最主要的理论之一，并有《灵枢》第十篇《经脉》篇专门论述。《灵枢·经脉》篇指出"凡刺之理，经脉为始，营其所行，制其度量，内次五脏，外别六腑……经脉者，所以能决死生，处百病，调虚实"。《经别》篇指出"夫十二经脉者，人之所以生，病之所以成，人之所以治，病之所以起，学之所始，工之所止也，粗之所易，上之所难也"。《经水》篇指出"经脉十二者，外合于十二经水，而内属于五脏六腑"。经脉内属于脏腑、外联属于四肢，通过运行气血，濡养四肢筋骨、关节百骸，故《灵枢·本脏》有"经脉者，所以行血气而营阴阳，濡筋骨，利关节者也……是故血和则经脉流行，营覆阴阳，筋骨劲强，关节清利矣……寒温和则六腑化谷，风不作，经脉通利，肢节得安矣"的记载。而当外邪入侵、内邪外达的时候，就容易阻塞经脉，出现包括疼痛在内的一系列疾病，故《素问·举痛论》有"经脉流行不止、环周不休。寒气入经而稽迟，泣而不行，客于脉外则血少，客于脉中则气不通，故卒然而痛"的记载。

经脉属于脉的重要组成部分。脉，即血脉，也就是《灵枢·决气》"壅遏营气，令无所避，是谓脉"的描述。特定情况下，可以被感知，如"血脉者，盛坚横以赤，下无常处，小者如针，大者如筋"（《灵枢·血络论》），"血脉者，在腧横居，视之独澄，切之独坚"（《灵枢·九针十二原》）等。脉的主干为经脉，经脉的分支为络脉，经脉和络脉分布在人体各部，从脏腑到四肢、从皮肤肌肉到筋骨等，构成一个统一整体。

（四）经筋理论

筋在《黄帝内经》中属于五体之一，筋为肝所主，其华在爪，筋连接骨肉于关节，可连缀百骸，滑利关节，司关节的屈伸，并维持和支撑经脉。《灵枢》有"经筋篇"专门论述，以三阴三阳分类全身筋肉，即十二经筋。《黄帝内经太素》有"十二经筋与十二经脉，俱禀三阴三阳行于手足，故分为十二。但十二经脉主于血气，内营五脏六腑，外营头身四肢。十二经筋内行胸腹郭中，不入五脏六腑。脉有经脉、络脉；筋有大筋、小筋、膜筋。十二经筋起处与十二经脉流注并起于四末，然所起处有同有别。其有起维筋、缓筋等，皆是大筋别名"的记载，不仅指出了十二经筋与十二经脉的区别，还指出了筋不仅有大小之别，还有膜筋、维筋、缓筋、宗筋、婴筋等不同。

中医学中筋的概念，不仅有具体的组织学特性，而且还与肝相对应。由于筋具有束骨利关节的作用，筋骨相连，常常被认为居于人体较深的部位。

（五）骨度理论

骨为髓之府，为肾所主，受髓所养，是人体的支撑构架系统，与人体运动密切相关。《黄帝内经》有骨度理论，《灵枢》有《骨度》篇专门论述人体骨骼的长短、大小、宽窄，以及比例度量等。

《灵枢·骨度》所论及人体的骨骼，均能在现代解剖学上找到对应的骨性部位，并依据各部骨节长短确定脉度。《骨度》篇中记载的人体各部尺寸至今仍指导针灸临床的腧穴取用。骨度是腧穴取用的规矩，《骨度》篇采用的同身寸的方式，巧妙地解决了人的个体差异问题，为取穴提供了统一的临床标准。

李玉堂教授认为，五体理论是中医关于人体形态、组织结构的整体性认识和概述性阐述；五体居于外而属表、五脏居于内而属里，五体、五脏构成了内外统一的有机整体；《黄帝内经》不仅提出了五体概念和理论框架，而且在五体各自组织特点上有详略不一的概述，临床有对应的特定疾病和针灸操作方法。仅就针灸临床操作来说，李玉堂教授认为，皮肉为浅层组织，筋骨为深层组织，中间为经脉络脉等气血运行组织，三层立体结构，对于维持人体的生理功能有重要意义；同时，内外病邪也可以累及不同层级组织结构而产生病理变化。因此，深入学习和认识中医五体理论，有助于当代临床进一步完善针灸操作技术和精准化应用。

二、病有浮沉，治有浅深

人体同一部位的病痛，可能因为累及的组织结构不同，而存在深浅差异，即病痛在皮肉，位置较浅为表；病痛在筋骨，位置较深为里。故《黄帝内经》有"皮有分部，脉有经纪，筋有结络，骨有度量，其所生病各异，别其分部，左右上下，阴阳所在，病之始终"（《素问·皮部论》），"病有浮沉，刺有浅深"（《素问·刺要论》）等记载，阐述了不同深浅表里组织结构的损伤，可以导致同一部位疾病的不同深浅表现。皮肤是人体的最外围的组织和屏障，从针灸操作治疗来说，属于从外而治的最表浅结构；在四肢肢节，筋骨是人体较为深入的深层组织。因此,《黄帝内经》认为,外邪一般侵犯人体多按"皮、肉、脉、筋、骨"次序传变,最后侵犯脏腑。如《灵枢·刺节真邪》也指出"虚邪之中人也,洒淅动形,起毫毛而发腠理",并指出邪气内搏于皮肤之间则为皮肤的痒、痹、不仁;内搏于肌肉则为寒热之证;内搏于脉则血闭不通而为痈;内搏于筋则为筋挛;搏于骨则为骨痹。随着邪气的不断深入,疾病也有浅表部位的皮毛,逐渐入内到达深层的筋骨部位。《素问·痹论》还以"痹病"为例,指出"痹在于骨则重,在于脉则血凝而不流,在于筋则屈不伸,在于肉则不仁,在于皮则寒"(《素问·痹论》)。痹邪侵袭人体组织结构的不同,与之相应的症状也各异。

因此,基于疾病存在浮沉浅深的差异,临床针灸操作时,也有浅深的不同。《黄帝内经》指出,对于五体不同层次的疾病,选择适当针具,在其相应部位和层次进行施以适当手法和操作治疗。如《灵枢·九针十二原》说"皮肉筋脉,各有所处,病各有所宜,各不同形,各以任其所宜";《灵枢·官针》则说"九针之宜,各有所为,长短大小,各有所施也,不得其用,病弗能移……病在皮肤无常处者,取以镵针于病所,肤白勿取。病在分肉间,取以员针于病所。病在经络痼痹者,取以锋针。病在脉,气少,当补之者,取以鍉针于井荥分输。"《灵枢》中多篇论述了治疗不同层次病变的刺法。如《灵枢·官针》中毛刺、直针刺、半刺等属于表浅刺法，多用来治疗皮痹及邪气表浅之证；分刺、浮刺、合谷刺等属于在肉层刺法，多用来治疗邪在分肉、肌肉之痹证；经刺、络刺、赞刺、豹文刺等属于刺络放血为主的刺法，多用来治疗病在血脉之痹证；恢刺、燔针刺、关刺等属于解筋结的刺法，多用来治疗病邪在筋之痹证；短刺、输刺等深刺、刺及骨面的刺法，多用来治疗邪气深入至骨之病症。

三、针灸操作，精准到层

李玉堂教授认为，针灸临床操作涉及部位的深浅，从本质上讲应该是组织结构的差异。《素问·刺要论》有"病有在毫毛腠理者，有在皮肤者，有在肌肉者，有在脉者，有在筋者，有在骨者，有在髓者……"的分层分类论述，李玉堂教授在此基础上概而论之，主要有从皮部层、经脉层、筋骨层的不同论治。古今医家发明和积累的各种针灸方法，也可以以此三层为视角，重新认识和阐述。

（一）从皮部论治

即针灸操作施术于浅表，针对人体浅表皮肤操作而取效，临床主要方法有穴位贴敷、拔火罐、刺络放血、腕踝针、皮内针（揿针）、浮针、皮肤针以及温和灸等方法，针对不同类型的疼痛病症，在临床上或选择性单独使用，或综合运用。

穴位贴敷：膏药穴位贴敷是李玉堂教授家传方法之一，选择特定方药，配制成药饼，贴于特定腧穴上，可以获得持续性止痛和治疗效应。如李玉堂教授治疗三叉神经痛者，常以全蝎、地龙等药研细末，用酒调和成药饼，贴敷于特定穴位等，一般一贴痛缓，二贴痛止，三贴痛消。

拔火罐：是以罐为工具，利用燃烧、挤压等方法排出罐内部分空气，造成负压，使罐吸附于体表特定部位（患处、穴位），产生广泛刺激，而达到防病治病的一种治疗方法。李玉堂教授多用拔火罐的方法，治疗寒性疼痛，如虚寒或实寒类腹痛或胃痛者，在神阙、中脘处拔罐，效如桴鼓。

刺络放血：是针对体表异常血络或腧穴，进行点刺出血，以达到防病治病的目的。李玉堂教授多用刺络放血的方法，治疗急性疼痛，如急性腰扭伤者，委中穴点刺放血；急性咽喉痛者，点刺少商出血，立效。

腕踝针：　由现代张心曙医生发明，是从腕部和踝部取相应的6个点进行皮下针刺来治疗疾病的一种针刺疗法。李玉堂教授主要用腕踝针来治疗疼痛持续性发作的病症，发挥持续性镇痛效应，如头痛、牙痛、神经痛、关节痛、腰腿痛、痛经等，疼痛持续发作时多用，或配合其他治疗后的镇痛效应加强和巩固。

皮内针
（揿针）：　是选择专用特定小型针具，埋置在皮下，依据临床病症需要留针一段时间的针刺疗法。澄江针灸学派创始人承淡安先生发明的揿针，属于皮内针的一种。李玉堂教授主要用皮内针（揿针）来治疗疼痛持续性发作的病症，选择的刺激部位更加广泛，可以使用于全身的痛点或者腧穴。

浮针：　是由澄江针灸学派传人符仲华教授于1996年发明的，利用一次性浮针为特定工具，针对患肌进行皮下扫散的一种新型针刺疗法。在临床上，李玉堂教授针对疼痛伴有感觉麻木、胀满等患者，多选择浮针治疗，以促进患者气血运行。

艾灸悬灸：　即温和灸，是将艾条燃着的一端与施灸部位的皮肤保持2～3cm距离，使患者有温热而无灼痛的一种艾灸方法。临床上，李玉堂教授针对寒邪侵袭或者阳虚内寒所导致的痛症，多使用艾灸悬灸（温和灸）治疗。

（二）从经脉论治

中医认为，经脉是气血运行的通道。经脉阻滞，人体气血运行不畅，就可以变生多种疾病。尤其是痛症和疼痛性疾病，都存在气血不通、经脉阻滞的病理状态，李玉堂教授主要运用毫针、穴位注射等方法，激发经气而发挥治疗作用。

毫针：　　九针之一。针身较细、针尖较尖的毫针，对人体组织结构损伤极小，进入人体腧穴特定深度后，主要通过各种操作手法，激活经脉气血，达到局部和全身的治疗效应，即"欲以微针通其经脉、调其血气（《灵枢·九针十二原》）"。如肩周炎初起，仅见关节疼痛，并无活动受限者，宜先"扬刺"肩髃、臑俞以驱散表浅的寒气，然后"恢刺"肩贞以疏通经气，舒缓筋急，最后"远道刺"手三里和"巨刺"健侧条口，行补泻手法后留针；久患肩周炎，关节疼痛剧烈伴活动受限者，宜先

"分刺"肩髃，然后"齐刺"臑俞，"傍针刺"肩
贞，最后"远道刺"曲池、手三里、外关，针刺
3次无明显效果者，"焠刺""肩三针"。

穴位注射：又称"水针"，是选用中西药物注入有关穴位以
治疗疾病的一种方法。这种疗法始创于20世纪
50年代，虽然属于中西医结合的现代产物，但主
要还是以经络理论为指导的。李玉堂教授主要运
用穴位注射疗法治疗内脏绞痛，如腹痛等患者，
在明确诊断和充分了解药物的副作用后，用小剂
量654-2注射足三里、中脘等穴，可收即刻效应。

（三）从经筋论治

筋是人体肌肉组织，包括韧带等结构。经筋具有"结"
"聚""散""络"的特点，联络四肢百骸、主司关节运动。临
床上，经筋病症具有"支转筋痛"等症候特点。李玉堂教授主
要运用小针刀、锋钩针等治疗筋骨痛症。

小针刀：由现代朱汉章医生发明，是在古代九针中的员利
针、锋针等基础上，结合现代外科用手术刀具而
发展形成的，操作上与软组织松解术有机结合，
主要有切割、分离、铲剥三大功能和操作。李玉

堂教授是国内较早开展小针刀治疗的学者之一，常将其用于需要松解的肌肉结缔组织疾病。

锋钩针： 由现代师怀堂医生根据古代九针中的锋针（三棱针）改制而成，是用不锈钢材料特制而成的针具，针体中间较粗，两端渐细，针尖有回勾，勾尖锋利，长约0.1寸，三面有刃，两端勾尖大小略异，可根据不同部位及病情选择使用。在临床上，李玉堂教授针对关节疼痛性疾病、经筋病等患者，多用锋钩针划割皮下结缔组织纤维治疗；需要放血排脓的疾病，如痈、疖肿等及某些顽固性内脏病者，亦用锋钩针治疗。

临床上，除了分别单独从皮部、从经脉、从经筋诊治各类疾病外，李玉堂教授还常常依据疼痛性疾病的不同部位、性质、程度等，分别选取两种或多种不同方法的组合治疗。如坐骨神经痛者，先从皮部论治，用毫针直刺加拔罐及灸疗；不效者，予以穴位注射合穴位贴敷疗法；仍无效或效不巩固者从经筋诊治，予小针刀或锋钩针疗法并合浮针疗法止痛。再如肾绞痛者，先施腕踝针缓解疼痛，再以毫针直刺肾俞、京门、志室、足三里、三阴交、阴陵泉、太溪、照海、太冲以治本，或佐以双侧肾俞穴注射2ml左右维生素B_{12}。

临床大多数痛症和疼痛性疾病，通过从皮部、经脉、经筋等分层次、分部位施术，临床多能应手而瘳。

李玉堂教授　　　　李玉堂教授
触诊教学　　　　"三层操作"教学

第三章
临床应用

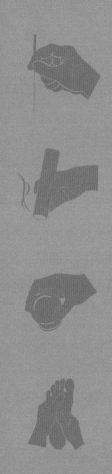

第一节

头面部疼痛的分层诊断与治疗

临床常见头面部疼痛，主要病症有偏头痛、三叉神经痛、颞颌关节紊乱症等，临床表现为头面部及口腔部特定部位反复发作的疼痛，甚至出现刺痛、剧痛、放射性、烧灼样疼痛等，影像学检查需排除局部占位、畸形等病变。

一、偏头痛

偏头痛是临床常见疾病。本节主要讨论原发性偏头痛，临床特征症状为搏动样头痛，大多数为一侧，少数也可为双侧头痛，常持续4~6小时或十几小时，严重者可历时数天，伴有恶心、呕吐、畏声或畏光、全身不适等症状，少数严重者常影响正常生活、工作。

（一）病理学基础

1. **头皮的分层解剖** 由浅入深，在解剖上可将头皮分为五层：即皮肤、皮下组织、帽状腱膜、腱膜下间隙和颅骨膜。

（1）**皮肤**：皮肤致密坚厚，除额部外均长有头发，并含有大量汗腺和皮脂腺，为皮脂腺囊肿和疖的好发部位，创口感染机会较多。皮肤有丰富的淋巴及来自皮下组织的血液供应，损伤后出血较多，但生长力旺盛。

（2）**皮下组织**：皮下组织由致密的结缔组织构成。其中有许多纤维束，将皮下组织分隔为许多小间隙，其内含有皮下血管、神经及脂肪等。在头皮下感染时，渗出物不易扩散，炎症或血肿多被限制在范围较小的局部。且由于神经末梢受到严重压迫，往往产生剧痛。

（3）**帽状腱膜**：帽状腱膜前连额肌，后连枕肌，致密坚韧，在颅盖两侧下部变薄，附着于颧弓。皮下组织中的纤维束将皮肤和帽状腱膜紧密地结合在一起，不易分离，临床上多视为一层。

（4）**腱膜下间隙**：腱膜下间隙位于帽状腱膜与颅骨膜之

间，借薄层疏松结缔组织相连。此层在颅盖部广泛交通，向前可沿额肌深面通向眼睑皮下组织。

（5）颅骨膜：颅骨膜为一薄层结缔组织膜，与颅骨表面疏松相贴，而在骨缝处则紧密结合。

2. 头皮的血管和神经　头皮中有丰富的血管和神经，其主干均位于皮下组织层。它们大致互相伴行，其中动脉和神经由前、后及左、右四个方面，自下而上向头顶集中，而静脉则向相反的方向回流到颈部的静脉。按照它们分布的部位，可归为三组。

（1）前组：前组的血管和神经为眶上动、静脉和神经以及滑车上动、静脉和神经。它们分布于额部和顶部。

（2）外侧组：外侧组的血管和神经可分为耳前和耳后两部分。耳前部的为颞浅动、静脉和耳颞神经；耳后部的为耳后动、静脉和枕小神经。它们分布于颞部和顶部。

（3）后组：后组的血管和神经为枕动、静脉和枕大神经，它们分布于枕部。

3. 偏头痛的病理生理　偏头痛的病因目前尚不明确，可能与遗传因素、内分泌和代谢因素、饮食与精神因素有关。其发病机制，目前主要有血管学说、神经学说、三叉神经血管学说。典型的偏头痛，每次发作都包括一个动脉收缩期和一个动脉扩张期。常常先发生颅内动脉收缩，使脑的血液灌注量减少，引起相应的脑组织功能障碍，发生颅外动脉扩张而引起头痛。

4. 偏头痛的病因病机　中医认为脏腑功能失调是偏头痛发生的基础。头为"诸阳之会""清阳之府"，五脏精华之血，六腑清阳之气，皆上注于头。"脑为髓海"，主要依赖肝肾之精血的濡养。因此，脏腑功能失调，气血阴阳逆乱均可引起偏头痛，其发生的诱因有感受风、寒、湿、热等外邪，另外日久气滞血瘀也可引起发作。

（二）临床症状与特征

偏头痛临床最常见以下两大类型：

1. 典型偏头痛　表现为偏头痛伴有先兆，占全部偏头痛的15%～18%，此型多有家族史。发作前的先兆以视觉最常见，如出现闪光、闪烁的锯齿形线条、暗点、黑矇、偏盲等，偶尔有单眼全盲；其他如情绪烦躁、思睡、偏身感觉异常、麻木、轻偏瘫和失语等也可发生，但较少见，这些症状可在视觉先兆之后出现，也可单独发生。先兆常常持续5～60min，而后迅速消失。先兆症状消退后，随即出现搏动性头痛，约2/3患者的头痛为单侧性，1/3为双侧性或两侧交替；开始多偏向一侧，或为双侧性而以一侧为主，或其后转向对侧。头痛常从额部、颞部及眶后部开始，向半侧或全头部扩散，伴有颞浅动脉搏动增强，头痛呈搏动性或钻痛性。常伴有恶心、呕吐、厌食、面色苍白、精神萎靡、畏光、厌声、出汗等，并喜静卧于暗室中。头痛多持续数小时至十余小时，仅少数患者可达1~2日。持续数日不缓解者，称为偏头痛持续状态。发作频率可每周、每月或数月发作一至数次不等，发作间歇期多无症状。

2. 普通型偏头痛 表现为偏头痛不伴有先兆。约占全部偏头痛的80%，其特点为发作前无先兆症状，少数病例可出现短暂而轻微的视觉模糊。头痛发作的部位、性质和伴发症状等均与典型偏头痛相似。主要表现为反复发作性的头痛，伴有恶心、呕吐等。头痛持续时间较长，可达数日。部分患者有家族史。发作期间或发作后常无其他神经系统体征。少数患者在发作之后仍有感觉、运动症状，或体征持续1~2周，称为复杂性偏头痛。

除了以上两大类常见的偏头痛外类型，临床还可见以下5类少见的特殊型偏头痛，其临床特点如下：

1. 眼肌瘫痪型偏头痛 患者多先有普通型偏头痛史，头痛发作开始时或发作后头痛逐渐消退之际，在头痛侧出现眼肌瘫痪。多为动眼神经受累，其次为展神经。眼肌瘫痪持续数日至数周后恢复，可不定期再发，大多出现在同侧。多次发作后瘫痪可能持久不愈。

2. 偏瘫型偏头痛　患者先有轻偏瘫或偏身麻木，也可出现失语。数十分钟后出现对侧或同侧头痛，但偏瘫或偏身麻木等症状可持续到头痛消退后一至数日方始消失，甚至可有部分残留。阳性家族史较多，一类为家族中所有患者的发作均系偏瘫型偏头痛；另一类则为典型、普通型和偏瘫型偏头痛交替出现。

3. 基底动脉型偏头痛　多见于年轻妇女或女孩，发作与月经有关。多有家族史。典型发作的先兆症状为双侧视觉障碍，也可表现为脑干症状，或嗜睡状态和跌倒发作等。先兆期持续20～30min，继而出现头痛，疼痛从枕部向后颈部放散，常伴恶心、呕吐。头痛持续数小时至1天，在睡眠后缓解，个别患者可于多次发作后形成基底动脉或大脑后动脉血栓。

4. 视网膜动脉型偏头痛　多见于有典型偏头痛病史的年轻人，常表现为以闪光性暗点为先兆的单眼黑矇，视眼缺损变化较大。眼底检查可见视网膜水肿，偶可见樱红色黄斑，可能为视网膜动脉痉挛所致。

5. 偏头痛等位症　偏头痛是一种发作性自主神经功能紊乱引起的血管功能障碍，在极少数情况下可无头痛，而以其他自主神经症状为主要表现，或与头痛交替出现，称为偏头痛等位症。

（三）诊断与鉴别诊断

1. 触诊诊查　李玉堂教授常用偏头痛的触诊腧穴和部位有：太阳穴、头维穴、率谷穴、角孙穴、翳风穴。这些部位或穴位，也提示了针灸施术的部位（图16）。

2. 诊断　诊断偏头痛的主要依据是病史、临床症状和体征特点，但是需要除外诊断。

典型偏头痛可发生先兆症状，约占偏头痛患者的10%，一般在青春期发病，头痛前有视觉障碍，表现为黑矇、幻视、偏盲或闪烁的暗点，持续几分钟至几十分钟后消失，而进入头痛期。

普通的偏头痛无先兆症状，初期先为一侧头痛，自颞部开始，出现胀痛、钻痛或搏动性痛，然后扩展至半侧头部或全头部，但每次头痛可只限于一侧，亦可左右两侧交替发生。

头痛的程度逐渐加重，患者怕声、怕光，常伴恶心呕吐，患侧面部、眼结膜及鼻黏膜充血，颞动脉怒张且搏动增强，用手可明显触及，甚至高出皮肤。轻症患者头痛经数小时或睡觉后缓解，严重患者头痛可持接数日，发作频数不一，数日数月一发或一年一发均有可能，不发作时患者完全正常。

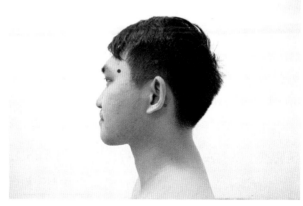

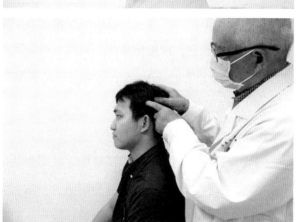

图16　常用偏头痛触诊腧穴和部位

3. 辅助检查　血常规、测血压，必要时进行颅脑CT、MRI、MRA检查、脑脊液、脑电图、经颅多普勒彩色超声（TCD），排除器质性疾病。

4. 鉴别诊断　本病需与颅内压增高或降低所致的头痛、鼻窦炎、癫痫、颈源性头痛相鉴别。

（四）分层治疗

1. 浅层

（1）皮内针疗法：取百会、太阳、头维、率谷、风池、压痛点，以上穴位常规消毒后，用0.25mm×1.2mm的皮内针（揿针）埋入，隔日1次，埋针时需避开表浅血管，并嘱患者每日适当按压揿针，力度与持续时间根据个人承受程度决定。

（2）刺络放血：取患侧太阳、风池，或在颞浅动、静脉顶支和额支血管分叉处选3～5个刺络点，常规消毒后，用三棱针点刺出血5～10滴，隔日1次。

2. 中层

（1）毫针辨经刺法：十二经脉中，六阳经及足厥阴经循行于头的不同部位，故可将头痛分为阳明、少阳、太阳和厥阴头痛。根据不同部位，经脉循行采取辨经治疗。阳明头痛：疼痛部位在前额、眉棱、鼻根部。取穴：头维、印堂、阳白、合谷、内庭、阿是穴；少阳头痛：疼痛部位在侧头部。取穴：太阳、丝竹空、率谷、风池、外关、侠溪、阿是穴；太阳头痛：疼痛部位在后枕部，或下连于项。取穴：天柱、后顶、风池、后溪、昆仑、阿是穴；厥阴头痛：疼痛部位在巅顶部，或连于目系。取穴：百会、四神聪、太冲、阿是穴。常规消毒，采用平补平泻法，留针30min，每日1次。

（2）毫针辨证刺法：肝阳上亢证：选穴：风池、太阳、百会、太冲、太溪。操作：毫针刺，风池、太阳、百会用平补平泻，太冲、太溪行补法，每日1次，10次为1疗程。痰浊内阻证：选穴：风池、太阳、百会、率谷、头维、足三里、丰隆、阴陵泉。操作：毫针刺，风池、太阳、百会、率谷、头维行平补平泻，足三里、丰隆、阴陵泉行泻法，每日1次，10次为1疗程。瘀血阻络证：选穴：风池、太阳、百会、阿是穴、膈俞、血海、三阴交。操作：毫针刺，风池、太阳、百会、三阴交、膈俞用平补平泻，阿是穴、血海行泻法，每日1次，10次为1疗程。气血两虚证：选穴：风池、太阳、百会、气海、血海、足三里。操作：毫针刺，风池、太阳、百会用平补平泻，气海、血海、足三里行补法，每日1次，10次为1疗程。肝肾亏虚证：选穴：太阳、百会、肾俞、肝俞、太冲、太溪。操作：毫针刺，太阳、百会用平补平泻，肾俞、肝俞、太冲、太溪行补法，每日1次，10次为1疗程。

3. **深层** 针刀治疗：①定点：将枕外隆突与C_2棘突连线的中点与患侧颞骨乳突的尖作一连线，将此连线分为3等分，在中内1/3及中外1/3交界处的区域内寻找压痛、硬结或条索作为进针点，用龙胆紫作一点状进针标记。②操作：患者反坐靠背椅，头颈前屈45°左右置于椅背上，术区按外科手术要求备皮、常规消毒、铺巾。选用汉章牌4号针刀，针刀垂直于枕骨骨面，刀口线与脊柱纵轴平行，快速刺入皮下组织，缓慢深入到达枕骨骨面，在治疗点四周0.5cm范围内提插针刀，切割粘连、增生、增厚、紧张、挛缩的筋膜和腱纤维3～4下即可，出针按压3min以防出血，无菌纱布或创可贴外敷治疗点。每周治疗1次。

（五）医案

周某，女，35岁，工人。

主诉：左侧偏头痛反复发作1年，加重1周。

病史：患者近1年来反复出现左侧头痛，时发时止，疼痛发作时伴左侧流泪羞明，曾做头颅CT未见异常。近1周来因家庭琐事感左侧头痛又作，发作频繁，泛泛欲吐，睡眠欠安，纳谷不香。患者平素有"月经不调"史。

触诊：按压左侧太阳、率谷、风池穴处胀痛。

舌象：舌红苔薄白微腻。

脉象：弦细。

诊断：偏头痛。

治疗：予毫针刺法，取穴：左太阳、头维、率谷、风池，双外关，侠溪。经治疗1次后头痛缓解，5次后痊愈，3个月后随访未见复发。

（六）按语

偏头痛是临床常见病，病机复杂，病程缠绵。从经络辨证，以少阳、厥阴二经为主。其致病原因，不外乎外感风寒或风热之邪，内壅肝胆郁火，临床表现有重于肝失疏泄者，有夹痰湿或湿热者，有久痛入络、气滞血瘀者。李老在治疗偏头痛方面，抓住主症，以辨经治疗为主，采用疏肝解郁，和解少阳原则，对其兼夹症，通过辨经辨证相结合，治疗以毫针刺法为主，取穴善用风池穴；对久痛入络，反复发作，久治不愈者，常常配合太阳穴、角孙穴刺络放血。此例属肝郁气滞，邪客少阳，故采用局部取穴疏解少阳，配合远道侠溪泻胆火之有余，外关泻三焦之火，辨经辨证论治，故能1次见效，5次而愈。

二、三叉神经痛

三叉神经痛是指在三叉神经分布区域内产生短暂的、反复发作性剧烈疼痛，是头面部一种常见的、有代表性的神经痛，分原发性三叉神经痛和继发性三叉神经痛。原发性三叉神经痛是指临床上未发现有神经体征或经相关检查未发现明显和发病有关的器质性或功能性病变者；继发性三叉神经痛指在临床上发现有神经体征或经有关检查发现有器质性或功能性病变者。临床上以原发性三叉神经痛为多，故本节主要讨论原发性三叉神经痛。本病多在40岁以后发生，女性较多，可涉及三叉神经一支或多支分布区域，多为单侧，以刺痛、放射性、烧灼样疼痛为主。

（一）病理学基础

1. 分支及解剖学分布　三叉神经属于12对脑神经中的第 V 对，包含躯体感觉和特殊内脏运动两种神经纤维。自三叉神经节向前发出三个分支，自上向下依次为眼神经、上颌神经及下颌神经。

（1）眼神经：在三支中最小，只含有一般躯体感觉纤维，眼神经向前进入海绵窦外侧壁，经眶上裂入眶，分布于额顶部、上睑和鼻背皮肤，以及眼球、泪腺、结膜和部分鼻腔黏膜等。眼神经又进一步分为泪腺神经、额神经、鼻睫神经等。

（2）上颌神经：也是一般躯体感觉神经，自三叉神经节发出后，立即进入海绵窦外侧壁，之后经圆孔出颅，进入翼腭窝，再经眶下裂入眶，续为眶下神经。上颌神经分支分布于上颌各牙、牙龈、上颌窦、鼻腔和口腔的黏膜以及睑裂间的面部皮肤，有颧神经和上牙槽神经。

（3）下颌神经：为混合神经，是三支中最粗大的分支。自三叉神经节发出后，经卵圆孔出颅腔达颞下窝，立即分为许多支。其中特殊内脏运动纤维支配咀嚼肌。一般躯体感觉纤维分布于下颌各牙、牙龈、舌前2/3和口腔底黏膜以及耳颞区和口裂以下的面部皮肤。主要分支有耳颞神经、颊神经、舌神经。

2. 病因病理　西医学认为原发性三叉神经痛的原因未明，可能与下列因素有关：

（1）神经压迫学说：异常血管、小的脑膜瘤以及狭窄的颅骨孔等使三叉神经受压；

（2）三叉神经反射弧学说：营养三叉神经的动脉硬化，三叉神经节产生异常的痫样放电，三叉神经脊髓核罗氏胶状质内中间神经元变性，破坏了对传入的疼痛刺激的调整作用，这种作用称闸门机制；

（3）神经变性学说：三叉神经脱髓及髓鞘增厚变性。

（二）临床症状与特征

三叉神经痛是沿三叉神经分布区域的发作性疼痛。上颌支和下颌支常受损，而眼支较少发病。绝大多数为一侧性。有时可累及两支，但很少三支同时发病。典型的三叉神经痛有以下特点：

（1）发作性剧痛：突发的剧烈疼痛，有一定的诱因，如说话、打呵欠、刷牙、漱口、洗脸、刮胡子、咀嚼、吞咽等动作，尤其是进食过冷或过热的食物时均可诱发，过度疲劳或精神紧张，可使发作加重。白天发作较晚间多。

（2）有扳机点（激痛点）：轻微刺激脸或唇、舌、齿龈、鼻翼的某一点，即可引起疼痛的发作，这一导致发作性剧痛的过敏点称扳机点。疼痛由扳机点开始，沿三叉神经某分支分布区放射，不超过正中线，呈烧灼样或撕裂样、电击样、刀割样、针刺样剧痛，患者常张口、咂舌，用手掩盖患侧脸部，表情十分痛苦，坐立不安，严重时伴有痛性痉挛。有时在睡眠中痛醒。

（3）持续时间短：通常发作持续时间短，每次仅数秒钟至2min，疼痛的消失也很突然。可有间歇性，也可连续发作。

（4）伴有血管-自主神经症状：发作严重时患侧脸红、出汗、瞳孔散大、流泪、鼻黏膜充血、流鼻涕、唾液分布增多，患侧皮肤温度增高、肿胀。若病程较久且发作频繁者，可出现营养障碍性改变，如局部皮肤粗糙、眉毛脱落、角膜水肿和透明度下降，有时产生麻痹性角膜炎。

（5）反复发作：三叉神经痛往往反复发作，发作频繁者一天可达数十次或上百次，甚至更多，患者极为痛苦。疼痛可开始于一支，以后向其他支扩展，但也可局限于一支而持续数年。部分病例可以自然缓解。

（三）诊断与鉴别诊断

1. 触诊诊查　李玉堂教授常用触诊腧穴和部位有：鱼腰（眶上切迹）、四白（眶下孔）、大迎（颏孔）等处，并检查上下牙龈、牙根部的血络变化（图17）。

2. 诊断　三叉神经痛的诊断，主要依据病史和临床症状、体征特点进行，但是需要除外诊断。

约50%的患者在颜面部有局限性皮肤敏感区，称为"扳机点"或"触发点"，轻触或牵拉触发点可引起疼痛发作。"扳机点"多位于上唇、下唇、鼻翼、鼻唇沟、牙龈、口角、舌、眉等处。说话、吃饭、洗脸、刮胡须、刷牙以及风吹等均可诱发疼痛发作，疼痛的性质多种多样，可呈电击样、撕裂样、烧灼样、刀割样或针刺样等。

疼痛常先起始于三叉神经的一个分支，后逐渐扩展。如疼痛起于眼支（第Ⅰ支）则向同侧额部及上眼睑部放射；起于上颌支（第Ⅱ支）则向下眼睑部、鼻翼及上唇部放射；起于三叉神经下颌支（第Ⅲ支）则向下颌、下唇部、耳颞区和口裂以下的面部皮肤放射，随着病情发展，疼痛范围逐渐扩大波及其他

图 17　常用三叉神经痛触诊腧穴和部位

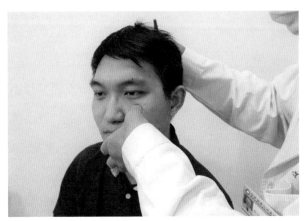

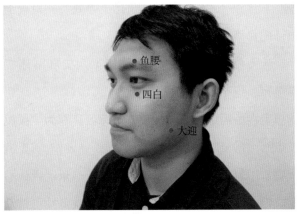

分支。临床上以一侧Ⅱ、Ⅲ支同时痛多见，其次为Ⅱ支或Ⅲ支
痛，第Ⅰ支较少。疼痛范围不越过正中线，亦不超过三叉神经
分布区域，疼痛多数为一侧性，偶有双侧三叉神经痛发作者。
疼痛发作时受累面部可痉挛性扭曲，发作后可出现交感神经症
状，表现为面部先白后潮红，结膜充血，伴有流泪、流涕、唾

液分泌增加。有时出现三叉神经、面神经、交感神经三联症，即疼痛、面肌痉挛性抽搐、自主神经症。频繁发作者可出现面部营养障碍性改变，如皮肤粗糙、眉毛脱落、角膜充血水肿、虹膜脱出、白内障，甚至咀嚼肌萎缩等。个别患者可在口角、鼻部出现皮肤疱疹。

在触诊时需仔细观察疼痛发作情况，认真分析病史，确定颜面部疼痛发作的部位，疼痛发作时先从哪个"触发点"开始，逐步扩散到哪个区域、分支。查明疼痛性质、特点，诱发疼痛加重的因素。

3. 辅助检查　常规神经影像学检查（CT/MRI）有助于原发性三叉神经痛的鉴别诊断，对于肿瘤、血管异构等原因引起的三叉神经痛有较高诊断价值。

4. 鉴别诊断　除全面的神经系统检查外，需进行口腔科、五官科、眼科方面的专科检查以鉴别诊断，需与原发性三叉神经痛鉴别的疾病有：继发性三叉神经痛（肿瘤、蛛网膜炎、颅骨畸形、颅脑外伤、鼻咽癌）、丛集性头痛、膝状神经节痛、舌咽神经痛、蝶腭神经痛、带状疱疹后遗神经痛、颞下颌关节紊乱、颞动脉炎、牙痛、非典型性面痛、感觉缺失性疼痛等。

（四）分层治疗

1. 浅层

（1）穴位贴敷疗法：用全蝎、地龙、蝼蛄、生南星、半夏、白附子、木香、细辛、五倍子等研细末，用适量黄酒调和成饼，约指甲盖大小，贴敷于患侧太阳、阳白、下关、颊车等穴位，一贴痛缓，二贴痛止，三贴痛消。穴位贴敷疗法起到药效、穴效双重作用。

（2）皮内针疗法：取太阳、下关、颊车、扳机点，常规消毒后，用0.25mm×1.2mm的皮内针（揿针）埋入，每天1次，10次为1疗程。

（3）浮针疗法：取太阳、下关、颊车、扳机点。第1支疼痛进针点选太阳穴处，第2支疼痛进针点选下关穴处，第3支疼痛进针点选颊车穴处，局部常规消毒后，选用中号浮针顺眼支、上颌支、下颌支方向各刺入并扫散2～3min，留管20～30min，每天治疗1次。

（4）刺络放血：取穴：第Ⅰ支选太阳、阳白；第Ⅱ支选颧髎、下关；第Ⅲ支选颊车、夹承浆。操作方法：局部消毒后，用三棱针速刺0.1～0.2寸，轻轻挤压针孔周围，使出血少许，每周1～2次。

2. 中层

（1）毫针刺法：取穴：第Ⅰ支（眼支）选用太阳、攒竹、阳白、鱼腰；第Ⅱ支（上颌支）选用下关、四白、颧髎、上关、迎香；第Ⅲ支（下颌支）选用地仓、颊车、夹承浆、大迎、翳风。面部取穴以患侧为主，病程日久可缪刺对侧。远道取穴：合谷、外关、三阴交、太冲（均为双侧）。配穴：风寒袭表者，加风池、列缺；风热袭表者，加风池、曲池；胃火上攻者，加内庭；瘀血阻络者，加血海；风痰阻络者加风池、丰隆；肝胆湿热者，加阴陵泉、行间。

操作方法：局部消毒，沿三叉神经痛分支选取2～3穴，直刺0.3～0.5寸或斜刺0.5～1寸，针刺得气后行小幅度捻转泻法，以患者产生轻微针感为度。或下关穴直刺1～2寸，得气后缓慢调整针刺深度与针尖位置，使针感向疼痛部位扩散；配穴针刺得气后行提插或捻转泻法。每次治疗留针30min，间隔行针2次。

（2）穴位注射疗法：可选用甲钴胺500ug加入1%普鲁卡因1ml或丹参注射液2ml或正清风痛宁注射液2ml作痛点或下关穴注射，每周1～2次。

3. 深层　针刀治疗：检查痛点和筋结点，即为针刀治疗点。局部常规消毒，铺无菌巾，戴消毒手套，左手拇指固定痛点，右手持针刀，刀口线一般与局部肌肉和神经走向一致，进针刀，待局部出现酸疼、酸胀感时，即可行切开松解术，三至五刀或疏通剥离几次，即可出针。术毕，压迫针孔片刻，创可贴固定。

视频03

李玉堂教授
诊治三叉神经痛

（五）医案

唐某，男，58岁，公务员。

主诉：右侧面部疼痛反复发作2年，加重1周。

病史：患者近2年来反复出现右侧面部疼痛，时发时止，曾在外院作头颅CT未见异常，诊断为原发性三叉神经痛。近1周来发作频繁，洗脸、刷牙、饮食、触摸均可诱发疼痛发作，疼痛发作时向鼻翼及上、下唇部放射，呈撕裂样、针刺样疼痛，伴牙龈红肿，大便干结。

触诊：按压右侧下关、迎香穴处胀痛。

舌象：舌红，苔薄黄腻。

脉象：弦滑。

诊断：面痛（胃火上炎）。

治疗：毫针刺法，取右侧下关、迎香、风池、颧髎、颊车，双侧合谷、内庭。并配合中药清胃散加减7剂口服，生石膏20g，丹皮10g，升麻10g，黄连5g，黄芩10g，生栀子10g，生地12g，当归10g，细辛3g，生甘草5g。经治疗5次后，疼痛明显缓解，采用小针刀治疗1次，取下关、迎香、"扳机点"，经针灸治疗10次后痊愈，3个月后随访未见复发。

（六）按语

三叉神经痛，中医属"面痛"范畴，发病部位在面颊部，面颊为阳明之分野，盖手足六阳经虽皆上至头面，而"胃足阳明之脉，起于鼻，交頞中……入上齿中，还出挟口，环唇，下交承浆……循颊车，上耳前，过客主人"（《灵枢·经脉》）。故凡风寒、火热之邪上乘，致阳明经气失宣，或将息失宜，或平素嗜食肥甘厚腻，生痰化火，皆能导致面痛。本例患者，李老从病位、舌象、脉象辨证审因，属阳明热盛上攻而致面痛，病程日久兼有血瘀之象，治疗上标本兼顾，以毫针为主，配合中药、小针刀治疗。李老认为面痛之疾，病久反复，常为顽疾，需认识病机，辨别寒热、虚实、气血，久病多瘀、多虚，本病常虚实夹杂，治标固然重要，但若不顾标本，单治其标，虽也能奏效于一时，然则愈而复发，故需辨别虚实，确立治则，标本同治，立体止痛，方能奏效。

颈项部疼痛的分层诊断与治疗

颈项部疼痛，作为临床常见症状，常由颈项部的多种骨骼软组织疾病引发，主要有枕神经痛（枕大神经痛、枕小神经痛、耳大神经痛）、落枕、颈椎病等。临床表现以项部的疼痛、酸胀、麻木、活动不利等症状为主，可牵及颈肩交接部。影像学检查可排除占位、畸形等病变。

一、枕神经痛

枕神经痛是第2、第3颈神经或其分支损伤引起的疾病，可呈持续性或阵发性的剧烈疼痛，疼痛性质为跳痛或刺痛或胀痛或钝痛，疼痛部位在枕部和后颈部，可向头顶、乳突部或外耳部放射、坐卧、行走、下楼梯、喷嚏、咳嗽等活动引起头颈部振动时可加剧疼痛。多见于30～50岁，女性多于男性。

（一）病理学基础

1. 枕神经的解剖分布　第2颈神经自寰椎与枢椎之间发出，其后支在寰椎后弓和枢椎板之间后行，于头下斜肌下方穿出，与第1颈神经后支交通后分为外侧支和内侧支，此内侧支为枕大神经。枕大神经自第1、2颈椎间黄韧带裂隙中穿出，在头下斜肌和头半棘肌之间上升，在半棘肌和斜方肌的起点上项线下方浅出，伴枕动脉的分支内侧上行，在皮下耳垂水平分出3～4个分支，向内向外走行，分布至枕部皮肤，为混合性神经。与枕小神经在枕外部重叠，与耳大神经在颞部耳郭上区域重叠，与眼神经在颅顶重叠。

第3颈神经发起自第2、3颈椎之间，其前支与第2颈神经前支交通后形成神经袢。枕小神经自该神经袢中发出，是颈丛最上方的分支，沿胸锁乳突肌后缘上升至头部侧面，穿出深筋膜，越过胸锁乳突肌止点到头部的侧后方，分布于耳郭后上部、乳突部和枕部外侧区域的皮肤。与枕大神经、耳大神经在耳后枕外部重叠。

耳大神经同样来自第2、3颈神经，是颈丛皮支中最大的分支。出胸锁乳突肌后缘中点，在胸锁乳突肌表面，经颈深筋膜，与颈外静脉平行上升，分布于腮腺和咬肌下部、耳郭后面和乳突部，在耳后与枕小神经的分支重叠。

单纯枕大神经受累时，疼痛向头顶部放射，称枕大神经痛；枕小神经受累时，疼痛向乳突部、颞部放射，称枕小神经痛；耳大神经受累时，疼痛向外耳部放射，称耳大神经痛。临床以枕大神经痛，或枕大神经痛合并枕小神经痛为多见，单纯枕小神经痛和耳大神经痛较少见。

2. 枕神经痛的病理特征　项部浅筋膜致密，并借纤维束与深筋膜相连。浅筋膜内有颈神经后支和血管走行。项部深筋膜分层包裹项部诸肌。项肌由浅入深分三层：浅层为斜方肌、中层为头夹肌、深层为横突棘肌。横突棘肌包括头半棘肌（浅面）、颈半棘肌（中间）、多裂肌和回旋肌（深面）。

枕大神经肌肉内段走行于枕下肌群（包括头后大直肌、头后小直肌、头上斜肌和头下斜肌）、半棘肌和斜方肌腱膜间，皮下段神经分支与浅筋膜紧密附着。当枕大神经穿经颈部伸肌附着处发生病变时，或者当1、2颈椎椎间关节紊乱累及第2颈神经后内侧支时，常引起枕大神经卡压；在枕大凹的上部，正置斜方肌与胸锁乳突肌联合腱处，该腱弓比较紧张，易卡压枕大神经。因此，当枕大神经出口或枕大神经周围肌肉紧张时，就会发生枕大神经卡压产生疼痛。

枕小神经在胸锁乳突肌后缘中点附近浅出，沿胸锁乳突肌后缘向上走行，行至耳垂下 3～5cm 时，横过胸锁乳突肌转向外上方。部分分支与枕大神经的分支一起向上走行，并与之形成吻合。外侧支向外上方走行，其分支分布于颞部，与耳大神经部分重叠。因此，在胸锁乳突肌浅出处、横过处和斜方肌与胸锁乳突肌联合腱处容易卡压枕小神经。

耳大神经在胸锁乳突肌后缘中点附近浅出后，随即斜越胸锁乳突肌表面，向腮腺方向，在颈深筋膜中穿过，与颈外静脉平行上升，颈阔肌覆盖其上，到达腮腺后，分成前、中、后三条终末支。前终末支经腮腺表面，分布于被覆腮腺和咬肌下部的皮肤；中终末支，分布于耳郭后面；后终末支，分布于乳突部的皮肤，并同面神经的耳后支和枕小神经的分支结合。因此，在胸锁乳突肌浅出处、斜越处卡压耳大神经。

枕神经易受卡压的位置：

（1）枕大神经：骨筋膜裂孔处、枕下肌群、斜方肌腱膜下与深筋膜之间的纤维管道中、浅出斜方肌和半棘肌腱膜时与浅筋膜之间纤维管道中；枕部或颞部受寒侵而肌肉痉挛，或受外伤而肌肉损伤，也可引起枕大神经分支卡压。

（2）枕小神经：胸锁乳突肌浅出处和横过处、在斜方肌与胸锁乳突肌联合腱处。

（3）耳大神经：胸锁乳突肌浅出处、斜越胸锁乳突肌处。

（二）临床症状与特征

枕神经痛是枕大神经、枕小神经，或偶因耳大神经、颈皮神经或锁骨上神经受损导致的枕部神经痛。

临床特征：表现为后枕部阵发性剧痛，或呈持续钝痛伴阵发性加剧，也可间歇发作；向头顶（枕大神经）、乳突（枕小神经）及外耳道（耳大神经）放射，活动头颈部、咳嗽及打喷嚏时加剧。检查枕外隆凸及沿神经走行处可有触痛，枕神经分布区可有感觉过敏或轻度感觉缺失。

（三）诊断与鉴别诊断

1. 触诊诊查　可发现颈肌紧张，呈强迫头位，触诊时有明确的压痛，按压时可出现向头顶或前额部或颞部放射痛，枕部皮下可触及结节性压痛，后枕部浅感觉过敏或减退，少数病程长者有脱发现象。触诊时需注意分辨是浅压痛还是深压痛，有无放射痛。触诊力度需轻柔，不可猛然用力按压。

李玉堂教授常用主要触诊部位：①风府穴、哑门穴及其水

图18　常用枕神经痛触诊腧穴和部位

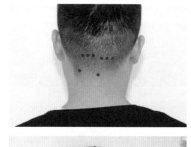
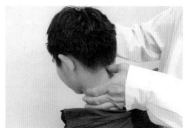
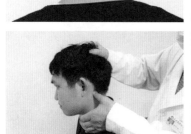
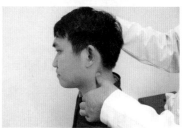

平线；②风池穴（枕大神经出口处）；③天牖穴（枕小神经出口处）；④天窗穴（耳大神经出口处）；⑤从天柱穴到肩井穴，沿斜方肌项部前缘依次移动触诊；⑥从完骨穴到缺盆穴，沿胸锁乳突肌的后缘依次移动触诊（图18）。

2. 诊断　枕神经痛，主要依据病史、临床症状和体征特点进行，必要时除外诊断。

3. 辅助检查　颈椎X线或头颈CT、磁共振成像（MRI）排除局部病变及颅内病变、颅凹病变、颈髓肿瘤及空洞等疾病引起的继发性枕神经痛。

4. 鉴别诊断　本病当与头痛、偏头痛、颈椎病等相鉴别。

（四）分层治疗

1. **浅层** 浮针疗法：探查痛点或触及肿块、条索状物等反应点。局部消毒，取中号一次性使用浮针，在距反应点下方约30mm处，沿皮下自下而上进针，术者手下轻松感阻力小，到达反应点后，将针芯稍退出至塑料管内，行皮下扫散1min，退出针芯，胶布固定，可留针24～48小时。

2. **中层** 毫针刺法：局部消毒，在枕骨粗隆下、颈椎棘突、枕大神经、枕小神经、耳大神经出口处等附近反应点区域进针，针尖向鼻尖方向，缓慢进针，觉针下沉紧时，患者感酸胀明显，即将针单向捻转至稍紧状态，做提插动作，上下幅度约5mm，不可提插过度而使针下紧感脱离，提插持续2min后，回捻针至松动，退针出皮肤，无需按压针孔。可多针齐刺以加强针效。

3. **深层** 针刀治疗：术者戴一次性帽子、口罩，术区按外科手术要求，碘伏消毒2遍，铺洞巾，术者戴无菌手套。辅助手掐按痛点附近区域，确定最痛点为进针点，最痛按压方向为进针方向，掐按皮肤不动，持针手以拇食指捏住针刀柄，针刀沿辅助手拇指指甲边缘进针，刀口线与后正中线平行，快速进皮后缓慢刺入，到达颅底骨面后，纵向切割数针，在痛点两侧横向切割数针，再在骨面上横向做摆动，觉针下松动后出针，不要按压针孔，如有血流出，可挤压针孔周围以促进血排出，直至血自然停止即可。

（五）医案

周某，女，45岁，农民。

主诉：颈后疼痛反复发作1年，加重半月。

病史：患者1年前因感受风寒导致颈后疼痛，当时未予以重视，休息后可以缓解，1年来患者反复出现颈部疼痛，近半月来疼痛加重，遂来我院就诊，诊断为枕神经痛。目前患者枕部疼痛明显，伴颈部活动受限，夜寐欠佳，饮食可，二便尚调。

触诊：按压枕部风池、天柱穴处胀痛。

舌象：舌淡苔薄白。

脉象：弦滑。

诊断：项痹（枕神经痛）。

治疗：毫针刺法，取双侧天柱、风池、翳风、合谷。同时予以浮针局部扫散治疗，采用小针刀治疗1次，确定最痛点为进针点，经针灸治疗10次后痊愈，3个月后随访未见复发。

（六）按语

枕神经痛，中医属"项痹"范畴，发病部位在枕项部，本例患者枕部疼痛反复发作，久治不愈，李老对于该病治疗，以毫针为主，配合浮针、小针刀治疗。李老认为该病治疗应采用不同层次针法综合取效，临床效果颇佳。

二、寰枕间隙狭窄症

寰枕间隙狭窄症是近些年才认识到的一个疾病，具有独特的临床病理改变、及其所引起的临床症状和体征。本病的临床表现与枕大神经痛相似，主要症状是顽固性头痛，伴有头晕、耳鸣、听力下降等，部分患者可以没有头痛，但出现持续恶寒怕风等症状。朱汉章教授《针刀医学原理》有"项筋膜挛缩引起的偏头痛"、庞继光教授《针刀医学基础与临床》有"寰枕后肌筋膜挛缩型颈椎病"、李石良教授《针刀应用解剖与临床》有"寰枕间隙狭窄"等，即是此病。

（一）病理学基础

从解剖结构分析，连接寰椎与枕后部之间的软组织的持续高张力状态应是最重要的因素。主要有项韧带张力增高、椎枕肌劳损以及先天性发育障碍三类原因。

（1）项韧带张力增高。项韧带主要由弹力纤维构成，它连接于枕外隆凸及枕外嵴与寰椎后结节之间，颈部长期的持续受力容易造成项韧带的高张力状态，而持续的高张力状态可能引起项韧带的病损（挛缩、钙化）。项韧带及相关部位棘上韧带的病变极有可能造成寰枕间的距离受到持续牵拉而缩短，这是造成寰枕间隙狭窄的重要原因。临床上，寰枕间隙狭窄的患者可在其过屈位的颈椎 X 线片看到不同部位的项韧带钙化表现，可视为项韧带高张力的证据。

（2）椎枕肌劳损。椎枕肌四组小肌在防止头部过度前屈及在头部旋转运动中发挥着重要作用。在长期低头或伏案工作的人群中，尤其是中老年人，由于椎枕肌长时间处于紧张状态，容易造成积累性损伤，即劳损。长期受累，可能导致慢性无菌性炎症，进而引起肌肉痉挛，硬化和粘连，可能导致其张力增高，造成寰枕间隙狭窄。

（3）先天性发育障碍。有一部分人颅底发育障碍，寰椎后结节距离枕骨较近，小于8mm。患者可以自幼出现相关症状。

（二）临床症状与特征

临床表现主要有顽固性头痛，可以为一侧偏头痛，或者后头痛、头顶或颞部、额部甚至眼球深部疼痛。部分患者还有头晕、耳鸣、怕风恶寒等症状。

（1）头痛。椎枕肌由第一颈神经后支（即枕下神经）的分支支配。枕下神经穿过寰椎后弓与椎动脉之间进入枕下三角，分支支配头后大直肌、头后小直肌、头上斜肌和头下斜肌。第二颈神经后支较粗大，于寰椎后弓与枢椎椎板之间头下斜肌的下侧穿出，分别发出细支与第一和第三颈神经后支交通，分为较小的外侧支和较大的内侧支。外侧支支配头最长肌、夹肌、头半棘肌；内侧支即枕大神经。枕大神经斜向后上，先后穿过头半棘肌和斜方肌的腱膜，伴行椎动静脉及其分支，分布于上项线以上至颅顶部皮肤。鉴于这种解剖学联系，寰枕间隙狭窄可能会造成穿行其间的枕下神经受到压迫，进而通过其与枕大神经之间的交通支表现为枕神经痛。

（2）头晕。头后大直肌、头上斜肌、头下斜肌围成一个三角形区域，称为枕下三角。枕下三角的底是寰椎后弓和寰枕后膜构成的。椎动脉向上穿出寰椎的横突孔后，行向内侧进入枕下三角，经过寰椎后弓上面的椎动脉沟，穿过寰枕后膜，再经枕骨大孔入颅腔。当头上斜肌和头后大直肌痉挛发生时，除可造成寰枕间隙变窄，还会直接压迫从枕下三角中通过的椎动脉，可直接影响椎动脉供血，出现耳鸣、头昏、头痛等症状。

图19　常用寰枕间隙狭窄症触诊腧穴和部位

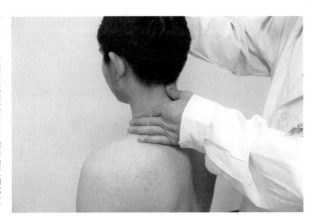

（三）诊断与鉴别诊断

1. 触诊诊查　李玉堂教授常用触诊腧穴和部位有：风府穴和哑门穴（枕外隆凸与C_2棘突之间、C_2棘突）、风池穴及其附近（下项线内1/3及外1/3处尤其明显、C_1横突两侧）、完骨穴（乳突与C_2棘突连线中点）及$C_2 \sim C_7$棘突之间等处（图19）。

2. 诊断　本病依据病史、临床症状和体征、颈椎X线片等可以明确诊断。

3. 辅助检查　颈椎X线片（过屈位）可见寰枕间隙狭窄或消失。

4. 鉴别诊断　本病需要与枕神经痛、偏头痛等相鉴别。主要鉴别要点是，本病颈椎X线检查有明显寰枕间隙狭窄的证据。

（四）分层治疗

1. 浅层　拔罐疗法：以脊柱正中督脉为主要区域，从后发际线至筋缩止，拔罐。颈部用小号罐，大椎至筋缩用中号或大号罐，10~15min/次，5次为一疗程。

2. 中层　毫针针刺：取穴风府、哑门、天柱、风池、列缺、后溪、申脉、筋缩、肝俞，取40mm长毫针，针刺刺入20mm左右，即行导气针法，留针20min/次，5次为一疗程。

3. 深层　针刀治疗：在下项线区域、枢椎棘突、寰椎横突附近触诊寻找压痛点。让患者俯卧，令其下颌部和床头边缘齐平，低头、下颌内收，并剃去寰枕关节上下头发，备皮，从枕外隆凸下缘正中选取一点作为进针刀点，刀口线与人体纵轴平行，针体与进针点骨面垂直（注意严防针刀下滑伤及脊髓），当刀锋刺达骨面后小心移动刀锋，下移至枕骨大孔下缘，将刀锋调转90°，横行切寰枕筋膜2~3刀，切割时刀锋应始终不离枕骨大孔边缘。松解下项线及枢椎棘突、寰椎横突等部位，即可缓解寰枕间张力。

（五）医案

袁某，女，41岁，护士。

主诉：头痛伴颈部酸痛间作3年余，加重1周。

病史：患者3年前因受风寒后出现头痛不适，疼痛性质为胀痛，呈持续性发作，休息后不能缓解，伴颈项部酸痛，偶有头晕，无明显视物旋转，无恶心呕吐，肢体活动如常。遂至当地医院就诊，查头颅CT示：头颅未见明显异常。颈椎X线片：颈椎寰枕关节间隙显示不清。诊断：寰枕间隙狭窄症。予以药物活血止痛、理疗疏经活络为主，通过治疗患者症状减轻。1周前患者因劳累导致头痛发作，常规针灸治疗无效，遂来我院针灸科门诊就诊。目前患者神清，精神尚可，痛苦貌，头痛连及颈部酸痛不适，伴颈部活动受限，纳食可，夜寐差，二便调。

触诊：风府、哑门触痛，伴有低头显著受限。

检查：寰枕关节间隙显示不清（图20）。

诊断：寰枕间隙狭窄症（颈筋膜挛缩综合征）。

治疗：首先，针刺风府穴，患者伏案正坐位，头部充分屈曲，风府穴针尖向下颌方向刺入0.8～1.2寸，禁止向上刺；然后依次针刺脑户、玉枕、脑空。脑户、脑空穴针尖沿枕骨向下刺1.2～1.5寸；玉枕穴针尖向内下刺1.5～1.8寸，1周5次；再结合针刀松解，治疗点选取枕大神经筋膜出口、胸锁乳突肌、头夹肌、斜方肌在枕骨上项线的附着点，椎枕肌在下项线的附

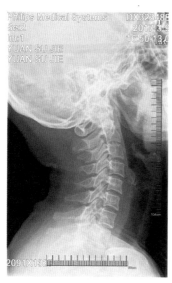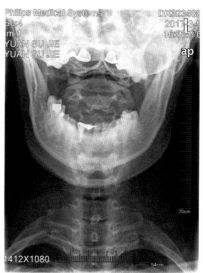

图20 颈椎侧位、张口位片（寰枕关节间隙显示不清）

着点，头半棘肌在上、下项线之间骨面上附着点。一般选3～4个点，常规皮肤消毒，针尖朝枕骨骨面方向刺入，针刃与人体后正中线一致，或略斜向外上方，达枕骨骨面后，退至腱膜浅层，进行纵行切割、横行摆动。触到骨面后应将针刀稍提起1～2mm在腱膜（而非骨膜）上操作。每周1次；共计治疗2周，患者疼痛明显减轻，活动度增大。出门受风受寒，疼痛发作频率逐渐减少。随访一般无明显发作。

（六）按语

寰枕间隙狭窄症是新近认识到的一个疾病。虽然其他学者认为其为一个临床现象，但是李教授认为，该疾病有明确的特征性病理变化——寰枕间隙狭窄，有较为固定的临床症状，包括头痛、眩晕，部分患者还有耳鸣、视物模糊、恶寒怕风等症状，影像学证据是诊断的关键性依据。针灸诊治该疾病，有明显的优势。假如是持续劳累等引起的项韧带张力增高或者椎枕肌紧张，一般拔罐或者毫针治疗即可收到明显效果；假如出现持续项韧带痉挛或者椎枕肌劳损，或者先天发育不良，则病位较深，需要针刀治疗；假如伴有枕寰枢关节紊乱，还可以配合手法治疗或者牵引治疗。

三、落枕

落枕，又称"失枕"或"失颈"，是颈部软组织的一种常见损伤性疾病，好发于青壮年，以冬春季多见。其发病时间特点是入睡前并无任何症状，晨起后却感到项背部明显酸痛，颈部活动受限，或发生在保持一个颈部姿势时间过长之后，或发生在某些动作引起颈部活动过大之后。

（一）病理学基础

落枕发生的病因主要有：一是睡眠时枕头不合适，过高、过低或过硬，或睡眠姿势不良，使头颈处于过伸或过屈或过度扭转的状态，致颈部受力肌肉受到过度牵张，使颈椎小关节扭错，时间较长即可发生静力性损伤，局部充血、水肿、渗出，肌肉痉挛，晨起时出现颈部疼痛、活动受限等症状；二是睡眠深熟，颈部肌肉放松，颈部失去肌肉张力的保护作用，若颈椎关节向一侧过屈，则可使过伸一侧的关节囊受到牵连，使关节囊滑膜充血、水肿，其增厚的滑膜可嵌入关节，而发生急性损伤；三是某些动作超出了颈部活动范围而引起的外伤，导致肌肉保护性收缩以及关节扭挫；四是保持一个颈部姿势时间过长，例如低头看手机、玩电脑游戏等，导致颈部肌肉痉挛；五是睡眠时感受风寒，导致局部肌肉痉挛，以致僵硬疼痛，活动不利。

（二）临床症状与特点

一般表现为起床后突然感觉颈后部、上背部疼痛不适，多为一侧疼痛，亦有一侧重、一侧轻的两侧俱痛者。由于疼痛，使颈项活动受限，头不能自由转动，转头时常与上身同时转动，以腰部代偿颈部的旋转活动。病情严重者俯仰也有困难，甚至头部强直于异常位置，使头偏向病侧。

颈部肌肉痉挛，使颈椎固定在某一体位上，胸锁乳突肌、斜方肌、大小菱形肌及肩胛提肌处压痛明显，在肌肉紧张处可触及肿块和条索状改变。痉挛还可引起暂时性颈椎侧弯，甚至导致小关节紊乱，此时相应的颈椎棘突可有压痛。

（三）诊断与鉴别诊断

1. 触诊检查　触诊诊查可发现颈肌紧张，呈强迫头位，触诊时有明确的压痛。触诊力度需轻柔，不可猛然用力按压。沿后正中线从枕骨粗隆向下依次按压棘突，沿斜方肌外侧缘和胸锁乳突肌后缘自上向下依次按压，沿肩胛骨内侧缘和上缘依次按压，轻触皮肤，感受肌肉肿块或条索状物。

李玉堂教授常用落枕的触诊腧穴和部位有：①天柱穴内侧（斜方肌上端）；②完骨穴（胸锁乳突肌乳突端）；③天窗穴（胸锁乳突肌中部）；④风池穴（肩胛提肌起点）；⑤肩中俞、肩外俞、膏肓俞（肩胛提肌、小菱形肌、大菱形肌）（图21）。

2. 诊断　落枕诊断，主要依据病史和症状特点进行，必要时除外诊断。

3. 辅助检查　X线检查可见颈椎侧弯，关节突关节或钩椎关节不对称、颈椎生理曲度变直或反弓等。

（四）分层治疗

落枕为急性发作性疾病，按照急则治其标的原则，治疗以

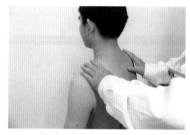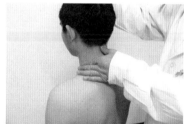
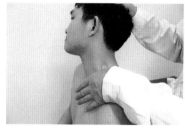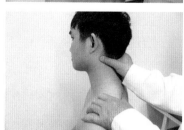

图21 常用落枕触诊输穴和部位

解除肌肉痉挛、消除疼痛为首要目标。因此，治疗操作应在浅层组织进行，或者中层疏通气血。对于已有的颈椎骨骼及周围软组织病变，或落枕反复发作者，应在疼痛缓解后再进一步针对病因治疗。

1. 浅层　浮针疗法：诊查体表痛点，局部消毒，取中号一次性使用浮针，距痛点下方约30mm处，沿皮下进针，术者手下轻松感阻力小，到达痛点后，将针芯稍退出至塑料管内，行皮下扫散1min，退出针芯，胶布固定，可留针24～48小时。

2. 中层　毫针刺法：局部消毒，在落枕体表痛点区域进针，可以直刺、斜刺或平刺，针尖距离体表深度约10mm，进针后感到阻力时，即可停止进针，施以行针手法，待组织松解后，即可出针。

（五）医案

王某，男，20岁，学生。

主诉：右侧颈肩部疼痛伴活动受限1天。

病史：患者因感受风寒，晨起出现右侧颈肩部疼痛，伴活动受限，休息后不能减轻，后患者颈部疼痛加重，遂来我院就诊，诊断为落枕。目前患者右侧颈肩部疼痛明显，伴颈部活动受限，纳谷不香，二便尚调。

触诊：按压后枕部风池、大椎穴处胀痛。

舌象：舌淡苔薄白。

脉象：弦滑。

诊断：项痹（落枕）。

治疗：毫针刺法，取大椎、右侧风池、肩井、合谷、列缺。同时予以浮针局部扫散治疗1次，确定最痛点为进针点。共治疗2次后痊愈，随访未见复发。

（六）按语

落枕，中医属"项痹"范畴，该病发病多急，往往伴有颈部活动障碍，疼痛较甚，严重影响生活质量，李老对于该病治疗，以毫针为主，配合浮针治疗，往往1～2次痊愈。

四、颈椎病

颈椎病又称颈椎综合征，是指因颈椎椎间盘和小关节退行性改变及其继发病理改变，刺激或压迫周围组织结构（神经根、脊髓、椎动脉、交感神经等），并引起各种症状和/或体征的一种综合征，包括颈椎骨关节炎、增生性颈椎炎、颈神经根综合征、颈椎间盘突出症等。

（一）病理学基础

引起颈椎病的原因很多，最常见的原因是退行性变和劳损，其他原因还有不良工作或生活习惯、寒冷潮湿环境、外伤等。主要表现为椎体失稳、松动；髓核突出或脱出；骨刺形成；韧带肥厚和继发椎管狭窄等，刺激或压迫了邻近的神经根、脊髓、椎动脉及颈部交感神经等组织，引起头晕头痛、痉挛疼痛、肢体麻木，甚至心慌气短、失眠多梦等一系列症状和体征。影像学检查可见颈椎椎间盘或椎间关节有退行性改变，临床表现与影像学征象相应。

（二）临床症状与特点

颈椎病可分为颈型颈椎病、神经根型颈椎病、椎动脉型颈椎病、交感型颈椎病、脊髓型颈椎病。

（1）颈型颈椎病：颈项疼痛僵硬明显，可出现向后头、颞部、耳后、肩部的放射性疼痛，活动受限，经休息一段时间后可减轻或消失，但超时超负荷活动或寒冷刺激后可加重或复发。影像学征象不典型，部分患者可见颈椎生理曲度变直、颈椎椎体间隙轻度变窄、椎体可有轻度增生，常与临床表现不对称。

（2）神经根型颈椎病：临床以颈部疼痛向肩、肩胛内侧、胸、上肢放射痛为特点。影像学可以发现，颈椎生理曲度进一步减小或消失或反弓，椎间隙变窄，椎间孔狭小，钩椎关节骨赘形成，压迫神经根而形成神经根型颈椎病，常见颈4~5节段以下，以颈5、6、7神经根受累最为多见。

（3）椎动脉型颈椎病：由于颈椎关节退行性改变引起的骨质增生、侧方椎间盘突出等导致椎动脉受累、脑供血不足所致。临床特征是发作性眩晕、恶心，每于颈部转动时出现。

（4）交感型颈椎病：影像学检查特征不明显，患者常主诉头痛、头昏、目干目涩、眼花耳鸣、心动过速或过缓、出汗异常等交感神经系统症状。

（5）脊髓型颈椎病：是各类型颈椎病中最为严重的类型，多隐匿发病，影像学特点是后椎体骨赘、钩椎关节骨赘形成、颈椎椎间盘突出、硬膜囊脊髓受压等，临床表现以一侧或双侧肢体的感觉、运动障碍为特征。

（三）诊断与鉴别诊断

1. 触诊诊查　李玉堂教授常用颈椎病触诊部位，包含以下几个区域：

（1）棘突：以食指在颈椎棘突进行上下滑动触摸，如弧度变小提示颈椎生理曲度变直或消失，如触及个别棘突后突，提示颈椎反弓（需要注意的是颈2、6、7椎体棘突后突正常）；如棘突偏歪提示颈椎有旋转移位，但未见临床症状的话则考虑为发育畸形。以拇指按压棘突，是否有压痛，并明确压痛位置在棘突上、或偏左偏右偏上偏下、或在棘突间。

（2）横突：以食指、中指从乳突向下滑动触摸至锁骨上窝，如弧度变小提示颈椎生理曲度变直或消失；感知两侧横突是否对称，如两侧横突一高一低提示颈椎有旋转移位。以拇指按压颈椎横突是否有压痛，明确压痛位置在横突前结节或后结节。

（3）关节突：用拇指在棘突两侧的关节突位置上自上而

下按压，检查是否有压痛、结节状、条索状物，注意压痛是否出现放射。

（4）枕神经：第1颈椎棘突至乳突间弧形连线处，由后正中线至一侧乳突依次按压，连线的中内1/3中点、中外1/3乳突上处常见压痛，疼痛可向后枕部、颞部或耳后放射。

（5）肩胛骨内上角：肩胛提肌起于第1～4颈椎棘突后结节、止点位于肩胛骨内上角，也是神经根型颈椎病的最常见压痛点之一。

（6）锁骨上前斜角肌：锁骨上前斜角肌在胸锁乳突肌锁骨端外缘可被触及，臂丛神经在其外下走行。前斜角肌受累往往由于第3～4颈椎椎体异常，按压可刺激臂丛神经而出现向上肢的放射痛。

（7）上肢：上臂上端前面、后面前外缘是最常出现疼痛、放射痛、麻木等异常感觉的部位（图22）。

2. 诊断　颈椎病的诊断，主要依据病史、症状和体征及影像学检查作出。

3. 辅助检查　颈椎X线检查，除常规正侧位、斜位片，必要时可以张口位；怀疑颈椎椎间盘和脊髓受压等，可以进行颈椎MRI检查。

4. 鉴别诊断　本病宜与头痛、眩晕等相鉴别。

图22　常用颈椎病触诊区域

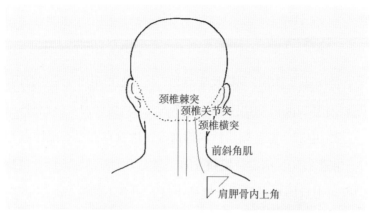

颈椎棘突
颈椎关节突
颈椎横突
前斜角肌
肩胛骨内上角

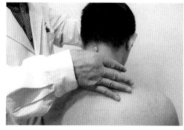
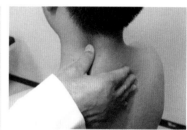

（四）分层治疗

颈椎病累及多个骨骼、关节、韧带、筋膜、肌肉组织，进行操作治疗以前，需要进行仔细诊查，明确病变的组织、估计深度和角度，以决定采用何种治疗方法。一般来说，颈型颈椎病采用浅层、深层分层操作，神经根型颈椎病、椎动脉型颈椎病、交感型颈椎病则需要深层操作。

1. 浅层　浮针疗法：诊查阳性反应点，局部消毒，取中号一次性使用浮针，进针点距痛点约30mm处，沿皮下进针，术者手下轻松感阻力小，到达反应点后，将针芯稍退出至塑料管内，行皮下扫散1min，退出针芯，胶布固定，可留针24～48小时。

2. 中层　毫针刺法：局部消毒，进针点以诊查阳性点为主。根据确定的痛点位置和方向，透皮后缓慢进针，针下触及轻微阻力后停止进针，行提插手法，幅度不超过3mm，产生酸胀等针感，留针30min后出针。

棘突上、横突上的压痛点可在骨面上反复点刺；棘突间的压痛点进针可达椎间盘，此时阻力较大，胀感强烈，不可为求更大针感而继续进针，如出现突然落空感，意味着已到达硬脊膜，将出现放电感，此时须略退针，不可深入；枕骨粗隆下缘中点与乳突连线上的压痛点、胸锁乳突肌后缘与锁骨上的压痛点、肩胛骨内上角的压痛点，进针需要缓慢，觉针下沉紧时，患者感酸胀明显，即将针单向捻转至稍紧状态，做提插动作，上下幅度约5mm，不可提插过度而使针下紧感脱离，提插持续2min后，回捻针至松动，退针出皮肤，无需按压针孔。可多针齐刺以加强针效。注意避免伤及肺，引起气胸。

3. 深层　针刀治疗：术者戴一次性帽子、口罩，术区按外科手术要求，碘伏消毒2遍，铺洞巾，术者戴无菌手套。辅助手掐按痛点附近区域，确定最痛点为进针点，最痛按压方向为进针方向，掐按皮肤不动，持针手以拇食指捏住针刀柄，针

刀沿辅助手拇指指甲边缘进针。后正中线和旁开线上的进针点，刀口线与后正中线平行，对棘突上的压痛点纵向横向各切割1～2针；对棘突间的压痛点，刀口线与后正中线平行，纵向进针，遇到较大阻力时停止进针，注意不可进针过深，防止刺伤脊髓；对横突的压痛点，刀口线与后正中线平行，纵向进针，到达横突后纵向横向各切割1～2针，此时患者酸胀感强烈，如有麻感或放射感，要略微退针，避免伤及神经；对枕骨粗隆下缘中点与乳突连线上的压痛点，刀口线与胸锁乳突肌平行，到达颅骨或乳突后，再在骨面上横向做摆动，注意避开乳突孔处，以免伤及面神经；对于胸锁乳突肌后缘与锁骨上的压痛点，从锁骨上与胸锁乳突肌后缘平行进针，深度不可越过锁骨，避免刺伤肺尖，引起气胸；对于肩胛骨内上角的压痛点，刀口线与肩胛骨内侧缘平行，深度不可超过肩胛骨厚度，避免刺伤肺，引起气胸，纵向横向切割数针后出针。

视频04

李玉堂教授
诊治颈椎病

（五）医案

吴某，女，45岁，干部。

主诉：颈项部酸痛不适1年伴左肩臂放射痛1个月。

病史：患者1年前出现颈部酸痛，经颈椎牵引、局部理疗、口服药物（具体不详），症状缓解，但反复发作。近1个月患者出现左肩臂放射痛，大拇指麻木，经多家医院行牵引、理疗、口服药物等治疗，症状不能缓解反而加重。

触诊：按压颈部C_{3-6}棘突旁压痛明显，及左侧风池、肩井、曲池、外关处压痛明显。

舌象：舌淡，苔薄白。

脉象：弦滑。

诊断：项痹（颈椎病）。

治疗：毫针刺法，取大椎、左侧风池、肩井、合谷、列缺。同时予以浮针局部扫散治疗，采用小针刀治疗1次，确定最痛点为进针点，经针灸治疗2次后痊愈，随访未见复发。

（六）按语

颈椎病，中医属"项痹"范畴，该病常伴有肩颈部及上肢疼痛麻木，病情迁延难愈，严重影响生活质量。李老认为该病的发生主要与正虚劳损，感受外邪有关，正气虚弱，气血不足，筋脉失养，故不荣则痛；长期伏案，劳损过度，伤及筋脉，项部气血瘀滞，或感受风寒湿邪，经络痹阻，气血不通，故不通则痛。李老主要采用针刀在相应的棘突下、棘突旁、横突下松解，每周1次，间隔期间予以毫针针刺，取穴风池、天柱、大椎、肩井等穴，单向捻转提插增强针感，提高治疗效果。

第三节

肩背部疼痛的分层诊断与治疗

　　肩背部疼痛是临床常见的症状，可由心、肺、胆囊、胃等内脏疾病和颈肩背等多种骨骼软组织疾病引发。本书仅涉及骨骼软组织损伤疾病引起的肩背部疼痛，主要有肱二头肌短头肌腱炎、喙肱肌损伤、肩胛下肌腱炎、肩锁关节损伤、胸大肌大圆肌背阔肌止点肌腱炎、肱二头肌长头肌腱炎、三角肌损伤及滑囊炎、肩峰下滑囊炎、冈上肌腱炎、冈下肌腱炎、肱三头肌长头肌腱炎、大圆肌损伤、肩胛-肋骨综合征、肩胛上神经卡压综合征、肩周炎等。临床表现以肩背部的疼痛、酸胀、麻木、活动不利等症状为主，可牵及颈、腰部，压痛点分布于肩前区、肩外侧区和肩后区。影像学检查可排除占位、畸形等病变。

一、肱二头肌短头肌腱炎和喙肱肌损伤

（一）病理学基础

肱二头肌短头肌腱与喙肱肌起始腱相邻，二者活动方向不一致。屈臂时，二者均收缩，肱二头肌旋后而喙肱肌旋前，因此二者经常处于交错摩擦状态。肘关节处于屈曲位时，肱二头肌处于紧张状态，如有外力将屈曲的肘关节突然外展，附着于喙突部位的肱二头肌短头被撕裂，伤后的渗出液又引起肱二头肌短头和喙肱肌的粘连，从而发生疼痛和肩关节外展、后伸受限。随年龄的增长，肌腱发生退行性变，更容易受伤，发生损伤性炎症，如受到风寒侵袭则症状可加重。

（二）临床症状与特点

1. 肩关节前部疼痛，可向上臂前外侧放射，夜间加剧，肩部活动后加重，休息后好转。急性期不能取患侧卧位，穿、脱衣服困难。

2. 早期肩活动尚无明显受限，但外展、后伸及旋转时疼痛。逐渐加重，肩关节活动受限，患手不能触及对侧肩胛下角。

3. 肱骨结节间沟处压痛明显。

4. 肱二头肌抗阻力试验阳性　在抗阻力情况下，屈肘及前臂旋后时，肱二头肌长头肌腱周围出现剧烈疼痛。

5. 合并有肩周炎或其他疾患者，疼痛范围广，可见肩关节僵硬及肌肉萎缩。

（三）诊断与鉴别诊断

1. 触诊诊查　李玉堂教授常用触诊区域在肩前区云门穴外侧。拇指沿肱二头肌腹向上移动按压，逐渐向上臂内侧移动，在喙突下外缘、肱二头肌短头与喙肱肌结合处可发现压痛点，触及硬结，疼痛由肩前牵及前臂内侧，上肢后伸、上举、摸背动作受限（图23）。

2. 诊断　主要依据病史、症状特点和触诊检查作出，必要时除外诊断。

3. 辅助检查　肩关节MRI。

4. 鉴别诊断　与肩关节周围炎相鉴别。

（四）分层治疗

1. 中层　毫针刺法：触诊检查发现阳性反应点，局部消毒，快速进针、透皮后，缓慢进针至肱二头肌短头与喙肱肌之间，术者感到沉紧，患者感到酸胀，即将针单向捻转至稍紧状态，做提插动作，上下幅度约5mm，不可提插过度而使针

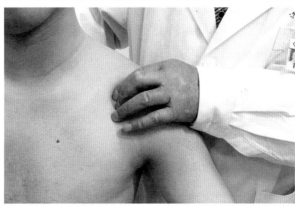

图23 肱二头肌短头肌腱炎触诊部位和方法

下紧感脱离，提插持续2min后，回捻针至松动，退针出皮肤，无需按压针孔。可多针齐刺以加强针效。

2. 深层　针刀治疗：术者戴一次性帽子、口罩，术区按外科手术要求，碘伏消毒2遍，铺洞巾，术者戴无菌手套。辅助手掐按痛点附近区域，确定最痛点为进针点，最痛按压方向为进针方向，掐按皮肤不动，持针手以拇食指捏住针刀柄，针

刀沿辅助手拇指指甲边缘进针。对于上臂内侧的压痛点，刀口线与肱二头肌方向平行，快速透皮后，缓慢进针至肱二头肌短头与喙肱肌之间，患者感到酸胀，纵向横向各切割1～2针后退出，按压针孔；对于喙突外侧缘的压痛点，刀口线与前正中线平行，到达骨面后，纵向横向各切割1～2针，此时患者酸胀感强烈，然后出针。注意进针不可过快，切割时幅度不可过大，以免损伤神经和血管。

（五）医案

吴某，男，46岁，工人。

主诉：左侧肩部疼痛5年余，加重2月。

病史：患者5年前因劳累出现左侧肩部疼痛伴活动受限，左肩关节上举、外展、后伸时疼痛加剧，肩部轻度肿胀，遂至当地医院，查肩关节X线片：未见明显异常，触诊示肩前喙突部有明显压痛，同时肱二头肌短头抗阻力试验阳性，诊断为肱二头肌短头肌腱炎。予以中西药结合治疗，患者症状仍然是时轻时重，近2月来患者疼痛加重前来诊治。刻下：患者神清，精神尚可，痛苦貌，左肩部肿胀疼痛，活动受限，饮食可，夜寐差，二便调。

触诊：左侧肩内陵、肩井、曲池处压痛明显。肩前喙突部有明显压痛。

舌象：舌质黯淡瘀紫，苔薄白。

脉象：脉沉涩。

诊断：肱二头肌短头肌腱炎。

治疗：先毫针针刺，取穴肩三针、肩井、曲池、合谷等，将针单向捻转至稍紧状态，做提插动作，上下幅度约5mm，提插持续2min后，回捻针至松动，退针出皮肤，无需按压针孔。后予以针刀治疗，快速透皮后，缓慢进针至肱二头肌短头与喙肱肌之间，患者感到酸胀，纵向横向各切割1～2针后退出，按压针孔；对于喙突外侧缘的压痛点，刀口线与前正中线平行，到达骨面后，纵向横向各切割1～2针，此时患者酸胀感强烈，然后出针。

（六）按语

肱二头肌短头肌腱炎，中医属痹证范畴，发病部位在肩部，凡风寒、火热之邪外袭，皆能导致该病。李老认为痹证之疾，病久反复，常为顽疾，需认识病机，辨别寒热、虚实，久病多瘀、多虚，本病常虚实夹杂，治标固然重要，但若不顾标本，单治其标，虽也能奏效一时，则愈而复发，故需辨别虚实，确立治则，标本同治，立体止痛，方能奏效。

二、肩锁关节损伤

（一）病理学基础

肩锁关节由肩峰的锁骨关节面与锁骨外端的肩峰关节面构成关节，部分关节内存在纤维软骨盘。关节面多呈垂直方向，关节囊薄弱，由周围的韧带维持其稳定性。维系肩锁关节的主要韧带是肩锁韧带和喙锁韧带。

肩锁关节损伤，可见于摔跤、柔道、体操等运动中摔落，肩部先着地，导致肩峰下移，造成关节周围韧带及肌肉损伤、肩锁关节脱位，也可见于提起重物时用力过猛、上臂上举动作过久过多、肩部上抬时间过长等引起的肩锁关节劳损。包括肩锁关节的半脱位或全脱位、肩锁关节轻度移位或无明显变化两大类。

（二）临床症状与特点

1. 有明确外伤史；

2. 疼痛以肩峰部为主；

3. 疼痛程度有较大的个体差异；

4. 主动或者被动活动肩关节，可以出现摩擦声；

5. 上肢负重时，可以加重疼痛。

（三）诊断与鉴别诊断

1. 触诊诊查　李玉堂教授常用肩锁关节损伤触诊区域主要在肩峰部。在肩锁关节前后（肩内陵穴上方稍外）可有轻微痛感，多以局部隐隐作痛为主，在主动或被动活动肩关节时，可出现摩擦声，仔细触摸局部，通过对比健侧和患侧外观，可发现肩外侧端稍有高凸，可偏向前或偏向后（图24）。

2. 诊断　本病主要依据病史、临床症状特点和触诊诊查作出诊断。必要时影像学除外诊断。

3. 辅助检查　肩关节X线可以无异常发现，肩关节MRI可以发现肩锁关节周围软组织异常。

4. 鉴别诊断　本病当与肩周炎相鉴别。

（四）分层治疗

1. 中层　毫针刺法：局部消毒，在肩锁关节前后围刺，深度到达肩锁关节周围即可，行捻转手法2min，退针出皮肤，无需按压针孔。

2. 深层　针刀治疗：术者戴一次性帽子、口罩，术区按外科手术要求，碘伏消毒2遍，铺洞巾，术者戴无菌手套。辅助手掐按痛点附近区域，确定最痛点为进针点，最痛按压方向为进针方向，掐按皮肤不动，持针手以拇食指捏住针刀柄，针

图24　肩锁关节触诊部位和方法

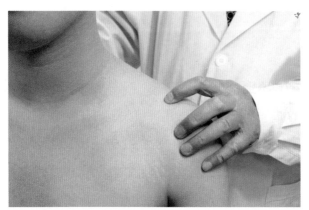

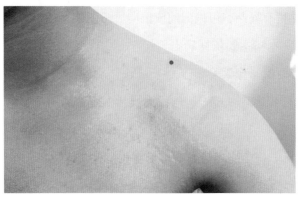

刀沿辅助手拇指指甲边缘进针。刀口线与肩锁关节处肌肉走行方向一致，在肩锁关节周围切割1～2针，再行疏通剥离，针下有硬物者，可切开剥离，不可深入肩锁关节间隙中，以免造成韧带的进一步损伤。

（五）医案

丁某，男，38岁，干部。

主诉：左侧肩部疼痛1周。

病史：患者1周前运动后不慎跌倒，出现左肩部疼痛伴活动受限，休息后不能缓解，遂至当地医院就诊，诊断为肩锁关节损伤，予以悬吊固定，口服止痛药，症状仍然是时轻时重，遂来我院就诊。

触诊：左侧肩髃穴处压痛明显。

舌象：舌质黯淡，苔薄白。

脉象：脉弦细。

诊断：肩锁关节损伤。

治疗：确定最痛点为进针点，针刀在肩锁关节周围切割1~2针，再行疏通剥离，针下有硬物者，可切开剥离。后予以毫针针刺巩固疗效。

（六）按语

肩锁关节损伤，中医属痹证范畴，发病部位在肩部，该病常因外伤所致，针刺止痛治疗之外，应加强绷带固定制动，有利于关节修复。

三、肩胛下肌腱炎

（一）病理学基础

肩胛下肌起自肩胛下窝，肌束位于肩胛骨前面，向上经肩胛关节的前方，止于肱骨小结节，呈三角形。肩胛下肌收缩时可使肩胛关节内收和内旋。肩胛下肌腱炎多因上肢突然内收、内旋引起的损伤所致，或因长期持续的多次上肢内收、内旋，使肌肉反复收缩、舒张，造成肩胛下肌起止点处腱纤维轻微撕裂，小血管破坏。

（二）临床症状与特点

初期并无突出症状，多不为人注意，多次的微小损伤、出血渗出得不到修复，日久机化粘连、结疤而致功能障碍。肩关节内收、内旋时出现疼痛，患肢摸背动作受限。

（三）诊断与鉴别诊断

1. 触诊诊查　李玉堂教授常用肩胛下肌腱炎触诊区域在肩前区。拇指由肱骨头外侧向内侧移动按压，在肱骨大结节处（肩髃穴附近）可出现压痛，肩关节内收、内旋抗阻力试验阳性（图25）。

图25 肩胛下肌腱炎触诊部位

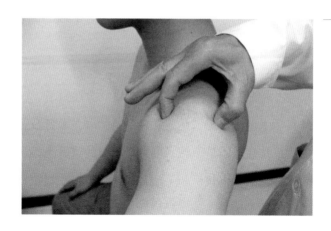

2. 诊断　本病主要依据病史、临床症状特点和触诊诊查作出诊断。必要时影像学除外诊断。

3. 辅助检查　肩关节X线可以无异常发现，肩关节MRI可以发现肱骨小结节骨刺形成。

4. 鉴别诊断　本病当与肩周炎相鉴别。

（四）分层治疗

1. 中层　毫针刺法：局部消毒，进针点为肩髃、肩内陵、阿是穴。快速透皮后，缓慢进针至肱骨小结节上的痛点处，术者感到沉紧，患者感到酸胀，即将针单向捻转至稍紧状态，做提插动作，上下幅度约5mm，不可提插过度而使针下紧感脱离，提插持续2min后，回捻针至松动，退针出皮肤，无需按压针孔。可多针齐刺以加强针效。

2. 深层　针刀治疗：术者戴一次性帽子、口罩，术区按外科手术要求，碘伏消毒2遍，铺洞巾，术者戴无菌手套。辅助手掐按痛点附近区域，确定最痛点为进针点，最痛按压方向为进针方向，掐按皮肤不动，持针手以拇食指捏住针刀柄，针刀沿辅助手拇指指甲边缘进针。对于肱骨小结节的压痛点，刀口线与前正中线平行，到达骨面后，纵向横向各切割1～2针，此时患者酸胀感强烈，然后出针。

（五）医案

王某，女，37岁，干部。

主诉：右侧肩部疼痛2月余，加重1周。

病史：患者2个月前出现右肩部疼痛伴活动受限，曾多次检查，诊断为肩胛下肌腱炎，予以常规针刺治疗，症状仍然是时轻时重，1周前患者疼痛加重前来诊治。刻诊：患者右肩部活动受限，伴疼痛明显，一般情况尚可。

触诊：右侧肩内陵处压痛明显。

舌象：舌质黯淡瘀紫，苔薄白。

脉象：脉弦细。

诊断：肩胛下肌腱炎。

治疗：先毫针针刺，取穴肩内陵、曲池、外关、合谷等，将针单向捻转至稍紧状态，做提插动作，持续2min后，回捻针至松动，退针出皮肤，于肩内陵齐刺，疼痛减半，痛点范围缩小。后予以针刀治疗，快速透皮后，对于局部压痛点，刀口线与前正中线平行，到达骨面后，纵向横向各切割1～2针，此时患者酸胀感强烈，然后出针。

（六）按语

肩胛下肌腱炎，中医属痹证范畴，发病部位在肩部，该病常常愈而复发，故需辨别虚实，确立治则，标本同治，立体止痛，方能奏效。

四、肱二头肌长头肌腱炎

（一）病理学基础

肱二头肌长头肌腱起于肩胛骨盂上粗隆和盂缘后唇，在肩关节腔内向外下走行，在肱骨结节间沟与横韧带形成的腱鞘中通过。当上肢屈曲时，肱二头肌长头肌腱在腱鞘中上下滑动，当肩关节后伸、内收、内旋时，该肌腱滑向上方；而当肩关节前屈、外展、外旋时则滑向下方。这使得腱鞘容易劳损变性，出现慢性炎症，腱鞘壁增厚，内径变小，从而导致肱二头肌长头肌腱在腱鞘内的滑动功能发生障碍，从而出现临床症状，称为肱二头肌长头肌腱炎或腱鞘炎。长期体力劳动、中年、外伤都是本病的发病因素。

（二）临床症状与特点

其临床表现主要为肩部疼痛、压痛明显、肩关节活动受限等。

（三）诊断与鉴别诊断

1. 触诊诊查　李玉堂教授常用肱二头肌长头肌腱炎触诊部位位于肩前偏下方约3cm的肱骨结节间沟处。在肘关节屈曲时外旋或内旋上臂则疼痛加重，可向上臂前外侧放射，夜间加剧（图26）。

2. 诊断　本病主要依据病史、临床症状特点和触诊诊查作出诊断。必要时影像学除外诊断。

3. 辅助检查　肩关节X线可以无异常发现，肩关节MRI可以发现肱骨结节间沟处软组织异常。

4. 鉴别诊断　本病当与肩周炎相鉴别。

（四）分层治疗

1. 中层　毫针刺法：局部消毒，进针点以最痛点为主。

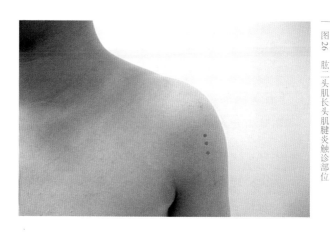

图26　肱二头肌长头肌腱炎触诊部位

进针透皮后，术者感到针下沉紧时，患者感到酸胀，即将针单向捻转至稍紧状态，做提插动作，上下幅度约5mm，不可提插过度而使针下紧感脱离，提插持续2min后，回捻针至松动，退针出皮肤，无需按压针孔。可多针齐刺以加强针效。无需按压针孔。

2. 深层　针刀治疗：术者戴一次性帽子、口罩，术区按外科手术要求，碘伏消毒2遍，铺洞巾，术者戴无菌手套。辅助手掐按痛点附近区域，确定最痛点为进针点，最痛按压方向为进针方向，掐按皮肤不动，持针手以拇食指捏住针刀柄，针刀沿辅助手拇指指甲边缘进针。刀口线与上臂纵轴方向平行，到达骨面后，纵向切数针，而后纵行疏通剥离，出针，封闭针孔。

（五）医案

王某，女，39岁，职员。

主诉： 左肩疼痛伴活动受限1月余，加重1周。

病史： 患者1个月前活动后出现左肩部疼痛，伴上肢活动受限，外展、内旋时症状加剧，左肩稍肿胀，至当地医院，诊断为肱二头肌长头肌腱炎。予以理疗等对症治疗，患者效果欠佳，1周前患者左肩部疼痛加重，遂至我院针灸科门诊就诊。

触诊： 左侧肩髃穴、肩内陵处压痛明显。

舌象： 舌质黯淡瘀紫，苔薄白。

脉象： 脉沉弱涩。

诊断： 肱二头肌长头肌腱炎。

治疗： 先予以毫针针刺，取穴肩三针（肩髃、肩内陵、肩髎），曲池、外关、合谷。进针后患者感到酸胀，即将针单向捻转至稍紧状态，做提插动作，上下幅度约5mm，每穴持续约2min；每日1次，1周治疗五次。治疗间隔期，予以针刀治疗1次：患者取坐位或侧卧位，肩关节外展、肘关节屈曲，于肱骨结节间沟至肩峰下寻找痛点1～2个，用龙胆紫定点标记，严格按无菌手术规程操作，碘伏常规消毒，持0.4mm针刀垂直进针，刀口线与肱骨长轴方向一致，刺入结节间沟后针刀下有阻力感时即达到腱鞘管内，行纵疏、切割等手法，手下有松动感后出针。术毕按压针孔，局部无菌纱布覆盖。嘱患者3日内禁做肱二头肌抗阻运动，每周1次。前后共计治疗2周时间，患者肩部疼痛明显缓解，活动度较前改善。

（六）按语

本病当属传统医学中的"肩痹""筋痹"范畴。《素问·长刺节论》中记载："病在筋，筋挛节痛，不可以行，名曰筋痹。"《医宗金鉴》云："伤损之证肿痛者，乃瘀血凝结作痛也。"《仙授理伤续断秘方》云："劳伤筋骨，肩背疼痛。"综上所述，本病当由体虚、劳损而风寒湿邪侵袭肩部，气血运行不畅，经气不利所致。治则当以活血化瘀、疏通经络、祛风除湿为要。

五、三角肌损伤

三角肌损伤是临床常见病，主要表现为三角肌处疼痛。既往不作为一个独立的病，或者诊断为肩周炎。

（一）病理学基础

三角肌由前中后三部分组成，前部肌束起自锁骨外侧1/3

前缘，中部肌束起自肩峰，后部肌束起自肩胛冈，三部分均止于肱骨三角肌粗隆。三角肌下有许多组织结构，如前面有喙突、喙肱肌、肱头肌、胸小肌与肩胛下肌；外侧部有冈上肌腱、肩峰下囊和喙肩弓；后部有冈上肌、大圆肌、小圆肌、肱二头肌长头、腋神经、旋肱后动脉及桡神经等。三角肌的收缩可以使肩关节外展，全部收缩时可使肱骨外展70°，此外还可以使肱骨前屈内旋、后伸外旋及肱骨内收等。

三角肌主要承担肩部外展活动的功能，因此很易受伤。当肩部突然外展活动时，最易遭损；慢性积累性劳损将导致肌腱变性、慢性炎症、粘连瘢痕和挛缩等，形成三角肌腱损伤以及三角肌与周围相邻组织的粘连、瘢痕等，形成了三角肌损伤。

（二）临床症状与特点

以三角肌起止点为主要部位的肩部酸痛不适，伴有上举、外展活动不利，三角肌腱、肌腹等局限性压痛、结节，病程日久还可以出现肌肉萎缩等。

（三）诊断与鉴别诊断

1. 触诊诊查　李玉堂教授常用三角肌损伤的触诊区域有：锁骨外侧端、肩峰、肩胛冈外侧、三角肌腹、肌间沟、三角肌前后缘、肱骨三角肌粗隆等处，可出现多个压痛点（图27）。

2. 诊断　本病主要依据病史、临床症状特点和触诊诊查作出诊断。必要时影像学除外诊断。

3. 辅助检查　肩关节X线可以无异常发现，肩关节MRI可以发现肱骨三角肌粗隆处软组织异常。

4. 鉴别诊断　本病当与肩周炎相鉴别。

（四）分层治疗

1. 中层　毫针刺法：局部消毒，选择最痛点进针。透皮后术者感到针下沉紧时，患者感到酸胀，即将针单向捻转至稍紧状态，做提插动作，上下幅度约5mm，不可提插过度而使针下紧感脱离，提插持续2min后，回捻针至松动，退针出皮肤，无需按压针孔。可多针齐刺以加强针效。无需按压针孔。

2. 深层　针刀治疗：患者坐位，患侧上臂自然下垂，前臂置于同侧腿上。探查三角肌粗隆、三角肌腹、肌间沟、前后缘、肩峰、锁骨肩峰端、肩胛冈处的痛点并标记定位。术者戴一次性帽子、口罩，术区按外科手术要求，碘伏消毒2遍，铺洞巾，术者戴无菌手套。辅助手掐按痛点附近区域，确定最痛点为进针点，最痛按压方向为进针方向，掐按皮肤不动，持针手以拇食指捏住针刀柄，针刀沿辅助手拇指指甲边缘进针。刀

图27 三角肌损伤触诊部位和方法

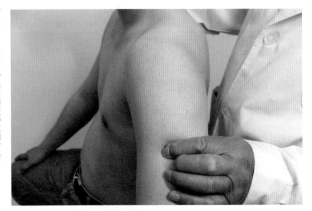

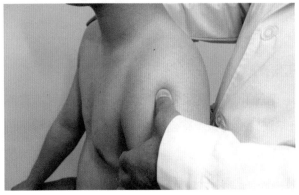

口线与三角肌纤维方向平行，到达骨面后，纵向切数针，而后
纵行疏通剥离，出针，封闭针孔。

（五）医案

林某，男，42岁，干部。

主诉：右肩连及右上肢疼痛不适2天。

病史：患者2天前运动后出现右肩部伴右上肢疼痛剧烈，右肩部活动受限，休息后不能缓解，遂至当地医院，查体：右三角肌局部压痛（＋），拍片示右肩关节未见异常，诊断疾病为：三角肌损伤，予以理疗等对症治疗，患者效果欠佳，遂至我院针灸科门诊就诊。

触诊：右侧肩髃穴、肩髎穴、臂臑穴处压痛明显。

舌象：舌质黯淡，苔薄白。

脉象：脉细涩。

诊断：三角肌损伤。

治疗：先予以针刀治疗，患者自然端坐，双手置于大腿上，分别于肩关节三角肌隆起处和肩胛冈区寻找治疗点，通常两个区域内的疼痛点即为治疗点，但治疗时选取其中疼痛最为敏感的两点为宜。治疗时用龙胆紫做好标记，碘伏常规消毒，持小针刀，刀口线对三角肌区域的痛点要顺着肌纤维走向平行直刺，深度约2cm，不可深刺至骨面；对肩胛冈区域的痛点宜顺着肌纤维走向平行直刺纵行切开。出针后，用创可贴贴住针孔。每周1次，治疗间期予以毫针针刺，取穴肩髃、肩髎、巨骨、曲池、外关、合谷等穴，予以平补平泻，留针30min，每隔10min行针1次。前后共计治疗10次（2次针刀＋8次毫针），患者肩部疼痛消失，活动恢复正常。

（六）按语

本病急性期手法宜轻柔，不可在患肩体表用力下压，以免加重损伤；慢性期手法宜沉缓，弹拨法时不可用力过猛。急性期患肩可适当轻度活动，慢性期则适当加强功能锻炼；注意患肩局部保暖。

六、肩峰下-三角肌下滑囊炎

肩峰下-三角肌下滑囊炎是临床常见病之一，主要以肩痛为主要症状，疼痛的位置相对较深。

（一）病理学基础

肩峰下-三角肌下滑囊，位于三角肌近侧深面筋膜、肩峰、喙肩韧带的下方，肩袖和肱骨大结节的上方，覆盖肱骨结节间沟，与肱骨大结节连接。滑囊分为肩峰下和三角肌下两部分，两者中间可能有一薄的中隔，但95%是相通的。滑囊将肱骨大结节与三角肌、肩峰突隔开，使肱骨大结节不致在肩峰下面发生摩擦。正常滑囊厚度小于2mm，内含有一薄层积液可起润滑作用，以减轻肩袖与肩峰和三角肌之间的摩擦，也为肱骨头在肩峰下的滑动提供缓冲和润滑。

肩峰下-三角肌下滑囊炎，可因直接或间接外伤引起，但大多数病例是继发于肩关节周围组织的损伤和退行性变，尤以滑囊底部的冈上肌腱的损伤、退行性变、钙盐沉积最为常见。由于损伤或长期受挤压、摩擦等机械性刺激，滑囊壁发生充血、水肿、渗出、增生、肥厚、粘连等炎性改变。如引起肩部疼痛和活动受限，多为肩峰下滑囊炎；如肱骨大结节下缘出现明显隆起，表明三角肌下滑囊炎。由于滑囊的膜性通道阻塞，囊内滑液循环受阻，滑囊出现鼓胀，造成酸、胀、痛感，肩关节上举、外展受限，肩部活动时可出现摩擦音和弹响声。

（二）临床症状与特点

位于肩峰部的疼痛和局限性压痛是肩峰下滑囊炎的主要特征；三角肌中上部疼痛，伴有肱骨大结节下缘出现明显隆起，为三角肌下滑囊炎的主要特征。

（三）诊断与鉴别诊断

1. 触诊诊查　李玉堂教授常用肩峰下-三角肌下滑囊炎的触诊区域有：肩关节、肩峰下、肱骨大结节等处，可以发现有压痛点。急性期疼痛剧烈，慢性期疼痛较轻，上肢外展和外旋时（挤压滑囊）疼痛加剧，可向肩胛部、颈部和手等处放射。肩峰下滑囊明显肿胀时，甚至可以看到肩关节前外侧部隆起明显，三角肌肩峰部前后缘高起呈哑铃状，按压一端时另一端则膨大突出，同时压痛剧烈。患侧肩关节被动处于内收和内旋位，以减轻对滑囊的挤压刺激。三角肌下滑囊内积液积聚时，在三角肌止点处可以发现隆起（图28）。

2. 诊断　本病主要依据病史、临床症状特点和触诊诊查作出诊断。必要时影像学除外诊断。

3. 辅助检查　肩关节X线可以无异常发现，肩关节MRI可以发现肩峰下、三角肌止点处软组织异常。

4. 鉴别诊断　本病当与肩周炎相鉴别。

（四）分层治疗

肩峰下-三角肌下滑囊炎位置较深，主要在深层以针刀操作治疗。

深层　针刀治疗：患者坐位，患侧上臂自然下垂，前臂置于同侧腿上。在肩峰骨缘下，辅助手掐痛点附近区域，确定最痛点为进针点，最痛按压方向为进针方向，掐按皮肤不动，持针手以拇食指捏住针刀柄，针刀沿辅助手拇指指甲边缘进针。刀口线与三角肌纤维平行，垂直进针到骨面后，针体向肩峰外下方倾斜约45°，然后继续进针，使针体进入肩峰下方，如有

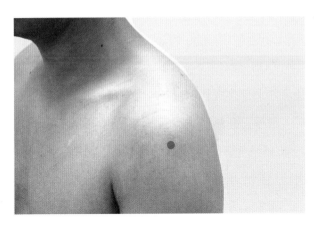

图28 肩峰下–三角肌下滑囊炎触诊部位

落空感，则说明已进入滑囊腔，纵向切数针，而后横行疏通剥离，出针，封闭针孔。以三角肌下滑囊炎性积聚为主，则在肱骨大结节附近隆起最高点及周围2～4点，针刀刺入滑囊直至骨面，以使滑囊洞穿，出针后用手指垂直下压滑囊，使滑囊中的液体流出，以小纱布块按压，使隆起消失或者稍凹陷。

（五）医案

邓某，女，53岁，教师。

主诉：左肩疼痛不适2年，加重2周。

病史：患者2年前无明显诱因出现左肩关节疼痛伴轻度活动受限，休息后症状缓解，未行诊治；2个月前患者感受风寒后出现左肩关节疼痛加重，伴活动受限，遂至我院骨伤科，诊断：肩峰下滑囊炎。予以药物外用活血化瘀，消炎止痛等对症治疗，患者左肩部疼痛稍减轻，现为求进一步治疗来我科门诊就诊。

触诊：左侧肩关节各方向活动均明显受限，其中外展45°、内收15°、前屈60°、后伸20°、内旋30°、外旋20°；左侧巨骨、肩髎处压痛明显。

舌象：舌质黯，苔薄白。

脉象：脉弦细。

诊断：肩峰下滑囊炎。

治疗：选取2个进针点，第1点位于肩关节外侧明显隆起、三角肌腹压痛处；第2点位于肩峰外缘与肱骨头之间的间隙处。首先掐按皮肤不动，持针手以拇食指捏住针刀柄，针刀沿辅助手拇指指甲边缘进针。刀口线与三角肌纤维平行，垂直进针到骨面后，针体向肩峰外下方倾斜约45°，然后继续进针，使针体进入肩峰下方，如有落空感，则说明已进入滑囊腔，纵向切数针，而后横行疏通剥离，出针，封闭针孔。共计治疗4次后，患者肩部疼痛明显缓解，活动改善。

（六）按语

肩峰下滑囊炎临床上比较常见，可以选择针刀进行治疗，可明显改善肩痛症状。

七、胸大肌大圆肌背阔肌止点肌腱炎

（一）病理学基础

胸大肌大圆肌背阔肌均止于肱骨结节。其中，胸大肌在胸廓前上部浅层，起于锁骨、胸肋和腹直肌鞘的前壁，止于肱骨大结节嵴。大圆肌起于肩胛骨下角背面，止于肱骨小结节嵴。背阔肌起于第 7～12 胸椎及全部腰椎棘突，骶正中嵴、髂嵴后部和第 10～12 肋外面，止于肱骨小结节嵴。

（二）临床症状与特点

常由于上臂过久过多的动作引起的劳损，引发胸大肌大圆肌背阔肌止点肌腱炎，出现肩前疼痛，上臂后伸和上举疼痛加重和活动受限。

（三）诊断与鉴别诊断

1. 触诊诊查　李玉堂教授常用触诊区域：沿上臂上半段前侧，由下向上依次触摸，在结节间沟下四横指处出现压痛，可感到条索状硬结（图29）。

2. 诊断　本病主要依据病史、临床症状特点和触诊诊查作出诊断。必要时影像学除外诊断。

图 29　胸大肌腱止点触诊部位和方法

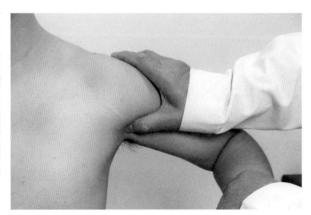

3. 辅助检查　肩关节X线可以无异常发现，肩关节MRI可以发现肱骨结节处软组织异常。

4. 鉴别诊断　本病当与肩周炎相鉴别。

（四）分层治疗

1. 中层　毫针刺法：局部消毒，进针点为最痛点。透皮进针后，术者感到针下沉紧时，患者感到酸胀，即将针单向捻转至稍紧状态，做提插动作，上下幅度约5mm，不可提插过度而使针下紧感脱离，提插持续2min后，回捻针至松动，退针出皮肤，无需按压针孔。可多针齐刺以加强针效。无需按压针孔。

2. 深层　针刀治疗：术者戴一次性帽子、口罩，术区按外科手术要求，碘伏消毒2遍，铺洞巾，术者戴无菌手套。辅助手掐按痛点附近区域，确定最痛点为进针点，最痛按压方向为进针方向，掐按皮肤不动，持针手以拇食指捏住针刀柄，针刀沿辅助手拇指指甲边缘进针。刀口线与上臂纵轴方向平行，到达骨面后，纵向切数针，而后纵行疏通剥离，出针，封闭针孔。

（五）医案

付某，男，61岁，农民。

主诉：左侧肩部疼痛1月，加重1周。

病史：患者1个月前因劳累，出现左肩部疼痛伴活动受限，休息后不能缓解，遂至当地医院就诊，诊断为胸大肌大圆肌背阔肌止点肌腱炎，予以针灸理疗等治疗，效果欠佳，遂来我院就诊。

触诊：左侧云门穴、肩髃穴、臂臑穴处压痛明显。

舌象：舌质黯淡，苔薄白。

脉象：脉弦细。

诊断：胸大肌大圆肌背阔肌止点肌腱炎。

治疗：针刀依痛点为进针点，刀口线与上臂纵轴方向平行，到达骨面后，纵行疏通剥离，后予以毫针针刺巩固疗效。

（六）按语

胸大肌大圆肌背阔肌止点肌腱炎，中医属痹证范畴，发病部位在肩部，该病常反复发作，劳累后加重，故要求患者避风寒、调起居、注意休息。

八、冈上肌腱炎

冈上肌腱炎又称外展综合征、冈上肌腱综合征，单纯冈上肌腱炎发病缓慢，肩部外侧渐进性疼痛，上臂外展60°～120°（疼痛弧）时肩部疼痛剧烈。

（一）病理学基础

冈上肌起于肩胛骨冈上窝，向外行经喙肩弓、喙肩韧带及肩峰下滑囊下方，止于肱骨大结节最上部小骨面，被斜方肌和三角肌覆盖。其肌腱与冈下肌、肩胛下肌、小圆肌共同组成肩袖。其形状如马蹄形，其作用为固定肱骨于肩胛盂中，并与三角肌协同动作使上肢外展。

冈上肌在肩部活动中承受了来自四方的力，是肩部力量的集中点，容易劳损。在肩关节外展60°～120°时，冈上肌腱穿过肩峰下和肱骨头上之间的间隙，受到喙肩韧带和肩峰的摩擦，容易挤压摩擦劳损而发生充血渗出水肿等炎性改变。冈上肌腱因此而逐渐钙化脆弱，在遇到外伤或者肩部肌肉突然用力收缩而发生撕裂。

（二）临床症状与特点

肩关节外展60°～120°时会出现疼痛（痛弧综合征），三角肌外缘、肱骨外上髁、上臂和前臂的外侧可出现牵涉痛。大于或小于这一范围时疼痛明显减弱或消失。

（三）诊断与鉴别诊断

1. 触诊诊查　李玉堂教授常用冈上肌腱炎的触诊部位：主要位于肱骨大结节、肩峰下滑囊区和三角肌上部附着点处，可发现压痛点，位置较深，并可向颈、肩和上肢放射（图30）。

2. 诊断　本病主要依据病史、临床症状特点和触诊诊查作出诊断。必要时影像学除外诊断。

3. 辅助检查　肩关节X线可无异常发现，肩关节MRI可以发现三角肌外缘等处组织异常。

4. 鉴别诊断　本病当与肱二头肌长头腱腱鞘炎、肩峰下滑囊炎、三角肌损伤、肩周炎等相鉴别。肩关节外展时出现的疼痛弧，是本病的特征性症状。

图30　冈上肌腱炎触诊部位和方法

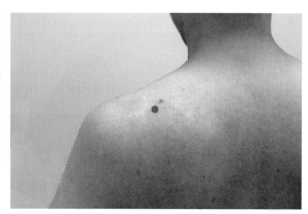

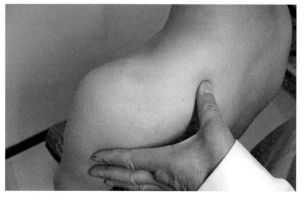

（四）分层治疗

1. 中层　毫针刺法：局部消毒，进针点、进针角度和深度与针刀相同，术者感到针下沉紧时，患者感到酸胀，即将针单向捻转至稍紧状态，做提插动作，上下幅度约5mm，不可提插过度而使针下紧感脱离，提插持续2min后，回捻针至松动，退针出皮肤，无需按压针孔。可多针齐刺以加强针效。无需按压针孔。

2. 深层 针刀治疗：患者坐位，患侧上臂外展90°并支撑保持住，在肱骨大结节处寻找痛点并标记定位。辅助手掐按痛点附近区域，确定最痛点为进针点，最痛按压方向为进针方向，掐按皮肤不动，持针手以拇食指捏住针刀柄，针刀沿辅助手拇指指甲边缘进针。刀口线与冈上肌纤维方向平行，到达骨面后，纵向切数针，而后横向疏通剥离，出针，封闭针孔。

（五）医案

陈某，女，45岁，教师。

主诉：左肩部疼痛伴活动受限2周。

病史：患者2周前运动后出现左肩关节疼痛剧烈，伴活动受限，不能上举，去当地医院，查肩部CT排除骨折，结合患者症状体征，诊断：冈上肌腱炎。遂予以保守治疗，予以药物口服联合外用消炎止痛，后患者左肩部疼痛减轻，现为求进一步治疗来我科门诊就诊。

触诊：左侧天宗、肩井、肩髎穴压痛明显。

舌象：舌质黯，苔薄白。

脉象：脉弦细。

诊断：冈上肌腱炎。

治疗：在肩外侧肩峰下皮肤选取进针刀点1个，术者右手持针刀垂直皮肤刺入，刀口线及针体与肌腱走行方向平行，缓慢推进针刀。当针刀深度到达损伤部位后，横行摆动针体撬动肌腱2~3次以松解粘连，操作完毕后拔出，术后创可贴外贴。共计治疗6次，后患者疼痛明显缓解。

（六）按语

冈上肌腱炎多由于肩部外伤或反复劳损后，造成冈上肌腱撕裂，出现炎性渗出，水肿，引起疼痛；因局部血供缺乏、代谢缓慢，日久在损伤处易形成粘连。在上肢外展活动时，粘连处受到牵拉而引起局部炎症反应，出现肩部疼痛及活动受限。患者平时应注意休息，保暖，避免剧烈运动，该病复发率较高，平时自我防护尤为重要。

九、冈下肌腱炎

（一）病理学基础

冈下肌位于肩胛骨下，起于肩胛骨的冈下窝，止于肱骨大结节上中下面。作用是肩膀的内收、外旋，把肱骨稳定在肩关节中。

上肢突然过度外旋或内收、慢性劳损、受凉等可引起冈下肌损伤，形成冈下肌腱炎。起点和止点均可出现损伤，起点多于止点，且疼痛更剧烈，原因是肩胛上神经止于冈下肌起始部，神经末梢密布且敏感。

（二）临床症状与特点

初期肩后部和上臂酸楚不适，逐渐发展成疼痛，有时剧痛难忍，部分患者出现肩背部沉重或者背部、上臂凉感麻感或蚁行感，肩关节内收和外旋动作受限。患者做梳头、掏臀部口袋、用手去拉颈部的衣服拉链、后伸手臂摸背等动作时疼痛加剧而无法完成。通常昼轻夜重，睡觉时不能向患侧躺。

（三）诊断与鉴别诊断

1. 触诊诊查　李玉堂教授常用冈下肌腱炎触诊腧穴和部位：在冈下窝（天宗穴及其周围）或肱骨大结节处发现痛点，多为电击样疼痛或胀痛，连及肩峰的前方，冈下窝的疼痛面积可很大，可有多个压痛点。冈下肌腹压痛可触发远处牵涉痛，集中于三角肌区域和上臂肱二头肌区域，并向下从上臂桡侧弥散到桡侧手部，有时还可向枕部下角处弥散牵涉痛。冈下窝可

图31 冈下肌腱炎触诊部位和方法

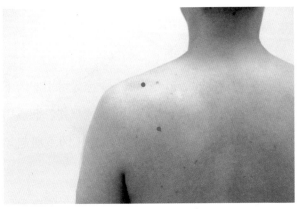

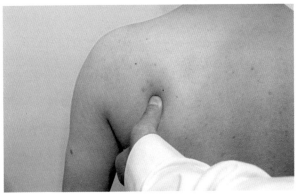

触及块状或条索状物，压痛明显。在检查时，患者的冈下窝的皮面有凸有凹，其凹陷处多有压痛，说明该处有粘连或结疤（图31）。

2. 诊断　本病主要依据病史、临床症状特点和触诊诊查作出诊断。必要时影像学除外诊断。

3. 辅助检查　肩关节X线可以无异常发现，肩关节MRI

可以发现冈下窝或肱骨大结节处等处组织异常。

4. 鉴别诊断　本病当与肩周炎相鉴别。

（四）分层治疗

1. 中层　毫针刺法：痛点在冈下窝和肱骨大结节：局部消毒，进针透皮，术者感到针下沉紧时，患者感到酸胀，即将针单向捻转至稍紧状态，做提插动作，上下幅度约5mm，不可提插过度而使针下紧感脱离，提插持续2min后，回捻针至松动，退针出皮肤，无需按压针孔。可多针齐刺以加强针效。无需按压针孔。

2. 深层　针刀治疗：痛点在冈下窝：患者俯卧位或弯腰坐位、双肘置于两膝。辅助手在冈下窝部位按压寻找压痛点，如压痛点多达5个以上，可选取其中2~3个压痛点，标记定位。辅助手掐按痛点附近区域，确定最痛点为进针点，最痛按压方向为进针方向，掐按皮肤不动，持针手以拇食指捏住针刀柄，针刀沿辅助手拇指指甲边缘垂直进针，刀口线与冈下肌纤维方向平行。到达骨面后，纵向切数针，而后横向疏通剥离。如粘连严重，阻力较大，可多次做切开剥离，如粘连面积较大，可做通透剥离。

痛点在肱骨大结节：患者侧卧位或俯伏坐位。辅助手在肩部后上方按压确认2个痛点，两点沿肌纤维走向纵行排列，间距不超过1cm，一点在冈下肌腱上，另一点在冈下肌下滑囊。辅助手掐按痛点附近区域，确定最痛点为进针点，最痛按压方向为进针方向，掐按皮肤不动，持针手以拇食指捏住针刀柄，针刀沿辅助手拇指指甲边缘垂直进针，刀口线与冈下肌纤维方向平行，针体垂直皮肤，与上臂成135°进针，到达骨面后，纵向切数针，而后横向疏通剥离。

（五）医案

胡某，女，48岁，干部。

主诉：右肩疼痛伴活动受限半年余，加重2个月。

病史：患者半年前活动后出现右肩疼痛不适，伴活动受限，以后伸、外展为主，夜间疼痛加重，休息后不能缓解，遂至当地医院，排除骨折等疾病，诊断：冈下肌腱炎。予以口服止痛药后疼痛改善不明显，现为求进一步治疗来我科门诊就诊。

触诊：右侧肩贞、天宗、曲垣压痛明显。

舌象：舌质淡，苔薄白。

脉象：脉滑。

诊断：冈下肌腱炎。

治疗：医者在患者肩部后方冈下肌处按压确认1～2个痛点为进针点，最痛按压方向为进针方向，掐按皮肤不动，持针手以拇食指捏住针刀柄，针刀沿辅助手拇指指甲边缘垂直进针，刀口线与冈下肌纤维方向平行，针体垂直皮肤，与上臂成135°进针，到达骨面后，纵向切数针，而后横向疏通剥离。1周1次，治疗期间予以圆利针巩固，共计治疗2周，患者肩部疼痛明显缓解后出院。

（六）按语

冈下肌腱炎为临床常见病、多发病，冈下肌附着于冈下窝的大部分骨面，针刀治疗目的就是剥离松解粘连，铲除结节，恢复正常的组织循环，达到内动态平衡，治疗此病具有一定的优势。

十、大圆肌损伤

（一）病理学基础

大圆肌位于小圆肌的下侧，其下缘为背阔肌上缘遮盖，整个肌肉呈柱状，起于肩胛骨下角背面，肌束向外上方集中，止于肱骨小结节嵴。作用为肩关节旋内、肩关节内收、肩关节后伸，与背阔肌的作用类似，因而被称为"背阔肌的小助手"。

大圆肌与背阔肌的体积差距甚大，肌纤维长短不一，所以两个肌肉同时运动时，会因移动距离不同而产生位置差，且二者肌纤维走行方向不完全相同，因而容易形成扭转状态，二者间的剪应力和摩擦引起大圆肌损伤。

（二）临床症状与特点

疼痛位于肩胛下部，呈牵扯样酸痛或性质难以表达的疼痛，有时引起上臂疼痛乏力，后伸活动受限。

（三）诊断与鉴别诊断

1. 触诊诊查　李玉堂教授常用触诊区域：在肩胛下角上方（天宗穴下方），可触及条索状肌束，压之疼痛加剧。做肩关节外展、外旋活动时疼痛加剧（图32）。

2. 诊断　本病主要依据病史、临床症状特点和触诊诊查作出诊断。必要时影像学除外诊断。

3. 辅助检查　肩关节X线可以无异常发现，肩关节MRI可以发现冈下窝等处组织异常。

4. 鉴别诊断　本病当与肩周炎相鉴别。

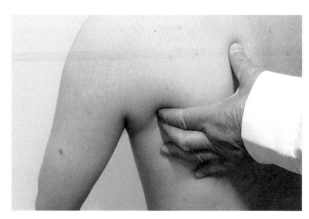

图32　大圆肌触诊部位和方法

（四）分层治疗

1. 中层　毫针刺法：局部消毒，进针点、进针角度和深度与针刀相同，术者感到针下沉紧时，患者感到酸胀，即将针单向捻转至稍紧状态，做提插动作，上下幅度约5mm，不可提插过度而使针下紧感脱离，提插持续2min后，回捻针至松动，退针出皮肤，无需按压针孔。可多针齐刺以加强针效。无需按压针孔。

2. 深层　针刀治疗：患者坐位。辅助手掐按痛点附近区域，确定最痛点为进针点，最痛按压方向为进针方向，掐按皮肤不动，持针手以拇食指捏住针刀柄，针刀沿辅助手拇指指甲边缘进针。刀口线与大圆肌纤维方向平行，到达骨面后，纵向切数针，而后横向疏通剥离，如遇结节条索状肌束，可行通透剥离。出针，封闭针孔。

（五）医案

吴某，女，48岁，农民。

主诉：左肩连及左上肢疼痛2周。

病史：患者2周前受凉后出现左肩关节疼痛剧烈，伴活动受限，疼痛连及左上臂，肩关节外展、外旋活动时疼痛加剧。遂至当地医院，初步诊断：大圆肌损伤。予以药物治疗，但是效果欠佳，现为求进一步治疗收治入院。

触诊：左肩胛下角上方可触及条索状肌束，压之疼痛加剧。左肩关节外展、外旋活动时疼痛加剧。左侧肩贞、肩髃、肩髎穴压痛明显。

舌象：舌质黯，苔薄白。

脉象：脉弦细。

诊断：大圆肌损伤。

治疗：根据患者病情特点，李玉堂教授采用针刀治疗，刀口与大圆肌纤维平行，针体与皮肤成90°刺入达肩胛骨骨面，紧贴骨面先行纵行剥离2~3刀，如遇结节条索状肌束，可行通透剥离，出针，棉球按压针孔。每周1次，治疗期间予以针刺，取穴：选取肩井、肩髎、肩髃、肩贞、天宗、曲池、手三里、阿是穴，平补平泻，每周五次。共计治疗2周，后患者肩痛明显减轻后出院。

（六）按语

针刺结合针刀治疗在治疗大圆肌损伤过程中疗效明显，可明显缓解患者疼痛，效率高，且具有较高的临床治愈率。患者平时应注意休息、保暖，避免剧烈运动，该病复发率较高，平时自我防护尤为重要。

十一、肩胛－肋骨综合征

（一）病理学基础

肩胛－肋骨综合征是指由肩胛骨和胸廓形成的关节，由于活动不协调或者过度活动所造成的肋骨与肩胛骨之间的软组织慢性劳损性疾病。发生机制不明，中年人多发，与上肢和躯干部的不良姿势、频繁的不协调动作有关。

（二）临床症状与特点

临床主要表现为肩胛部酸痛和放射痛。初起为肩胛骨的上内侧缘部有沉重感、刺痛，肩部负重则加重。疼痛可向同侧枕部、头顶、同侧上臂后侧、腕、手和前胸第四、五肋间放射。多为间歇性反复发作，往往持续多年不愈。

图33　肩胛–肋骨综合征触诊部位和方法

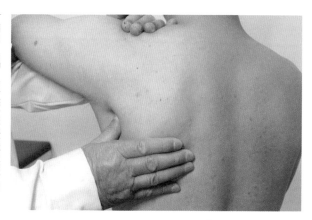

（三）诊断与鉴别诊断

1. 触诊诊查　李玉堂教授常用触诊腧穴和部位：患者双臂在胸前交叉，或俯卧位时前臂过头交叉以使肩胛骨向外滑动，较好的展开脊柱与肩胛骨之间的软组织。压痛点通常位于第3～6胸椎平面，肩胛骨及脊柱缘的肌肉附着区，肩胛骨内上角、内缘中点，压向肋骨面时疼痛加重，常可以触诊到结节性条索状硬结（图33）。

2. 诊断　本病主要依据病史、临床症状特点和触诊诊查作出诊断。必要时影像学除外诊断。

3. 辅助检查　肩关节X线可以无异常发现，肩胛骨周围软组织可以有异常。

4. 鉴别诊断　本病当与肩周炎相鉴别。

（四）分层治疗

1. 中层　毫针刺法：查找局部压痛点及其条索状结节，局部消毒。采用75mm长毫针，多针齐刺法，沿肋骨平面平行刺入多针，使针体保持在肩胛骨和肋骨之间。行提插手法时患者酸胀感较剧烈。

2. 深层　针刀治疗：患者俯卧位。辅助手掐按痛点、条索、结节，针刀沿辅助手拇指指甲边缘进针。刀口线与肌纤维方向平行，到达肋骨骨面后，与肋骨面平行纵向剥离，不可深入肋骨，以防引起气胸。

（五）医案

吴某，女，41岁，农民。

主诉：左侧肩背部酸痛不适2周，加重3天。

病史：患者2周前劳累后出现左上背部疼痛，伴活动受限，疼痛连及左上臂，后背部活动时疼痛加剧，休息后不能缓解。遂至我院针灸科门诊，诊断：肩胛-肋骨综合征。为求进一步治疗收治入院。

触诊：左肩胛骨内侧缘与脊柱之间可触及条索状肌束，压之疼痛加剧。

舌象：舌质紫黯，苔白腻，有紫气。

脉象：脉弦滑。

诊断：肩胛-肋骨综合征。

治疗：根据患者病情特点，李玉堂教授采用针刀治疗，让患者双臂前交叉，手掌搭在对侧肩前，使肩胛骨外移，后确定进针点，在肩胛骨内上角和肩胛骨脊柱缘作松解剥离，每周1次，治疗间隔疼痛局部施以温针灸，以阿是穴为主。共计治疗2周，后患者疼痛基本缓解出院。

（六）按语

中医学认为本病由于劳役和风寒湿外邪侵袭足太阳膀胱经脉，经络痹阻不通，不通则痛。该病主要由于劳累、外感风寒而致局部肌肉痉挛，故平时应注意休息、保暖，应用针刀可以针对病所进行松解切割，治疗期间予以温针灸巩固疗效。

十二、肩胛上神经卡压综合征

（一）病理学基础

肩胛上神经起源于臂丛神经上干，其纤维来自C_5、C_6，是运动和感觉的混合神经。从上干发出后沿斜方肌和肩胛舌骨肌深面外侧走行，通过肩胛横韧带下方（喙突根部）的肩胛切迹，进入冈上窝，而与其伴行的肩胛上动静脉则从该韧带的浅层跨过，再进入冈上窝。该神经在经过肩胛上切迹和肩胛上横韧带所组成的骨—纤维孔时较为固定。肩胛上神经在冈上窝发出两根肌支支配冈上肌，两支或更多的细感觉支支配肩关节和肩锁关节的感觉。然后，该神经和肩胛上动静脉伴行，由外侧绕过冈盂切迹，弧行进入冈下窝，在冈下肌深层又发出两肌支支配冈下肌及肩关节和肩胛骨的小细支。肩胛上神经的感觉神经纤维和肱骨后的皮肤感觉在相同的神经节段，且均是支配深部感觉的纤维，故患者常诉肩周钝痛感，经常不能说清确切部位。

（二）临床症状与特点

肩胛上神经卡压综合征好发于中老年人，一般有外伤或劳损病史。长期肩部扛、挑重物者多见，受凉或其他不经意的动作诱发本病。由于肩关节及肩胛骨的长期反复运动，使肩胛上神经在肩胛切迹内来回移动、摩擦而引起炎症、水肿、粘连。肩胛切迹上横韧带增厚，肩胛切迹内结缔组织等增生，导致肩胛切迹管腔变小、变窄，挤压、刺激了肩胛上神经产生症状。

早期患侧肩部酸胀钝痛且部位不清，夜间加重，并可沿肩肱后方放射至手，肩胛冈上、下窝有压痛，肩关节外展无力、上举困难。肩部疼痛在肩前屈和外旋时加剧，晚期出现冈上肌和冈下肌选择性萎缩。当神经卡压发生在冈盂切迹时，则表现为孤立性的冈下肌萎缩，肩关节外展、外旋无力，而常不出现疼痛。

（三）诊断与鉴别诊断

1. 触诊诊查　李玉堂教授常用触诊腧穴和部位有：肩胛上切迹部（秉风穴、曲垣穴）压痛或位于锁骨与肩胛冈三角间区（巨骨）的压痛是肩胛上神经卡压最常见的体征，斜方肌区（肩井穴）也可有压痛。肩胛切迹处卡压，压痛在肩胛切迹和肩胛上横韧带之间，肩胛冈中外1/3交点上1cm处，肩外展、外旋肌力减弱；肩胛冈盂切迹处卡压，压痛位于冈盂切迹和连于肩峰根部及肩胛骨背面的肩胛下横韧带之间，肩胛冈中外1/3交界处下方2cm处的深面；冈上肌、冈下肌萎缩，特别是冈下肌萎缩；由于有肩胛上关节支配肩锁关节，可出现肩锁关节压痛（图34）。

2. 诊断　本病主要依据病史、临床症状特点和触诊诊查作出诊断。必要时影像学除外诊断。

3. 辅助检查　肩关节X线可以无异常发现，肩胛冈三角间区软组织可以有异常。

4. 鉴别诊断　本病当与肩周炎相鉴别。

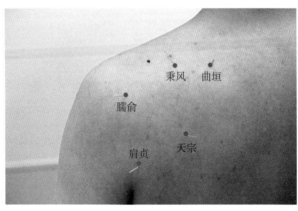

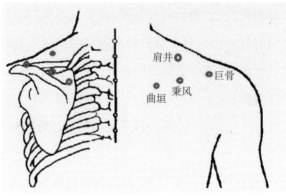

图34　肩胛上神经卡压综合征触诊部位

（四）分层治疗

1. 中层　毫针刺法：局部消毒，肩胛冈上痛点和肩胛冈下痛点进针，术者感到针下沉紧时，患者感到酸胀，即将针单向捻转至稍紧状态，做提插动作，上下幅度约5mm，不可提插过度而使针下紧感脱离，提插持续2min后，回捻针至松动，退针出皮肤，无需按压针孔。可多针齐刺以加强针效。无需按压针孔。

2. **深层** 针刀治疗：患者取端坐位，患侧手抱对肩。医者辅助手掐按痛点，针刀沿辅助手拇指指甲边缘进针。

*对肩胛冈上痛点：*刀口线与冈上肌纤维方向平行，进针越过冈上肌后改变针刀角度，使刀口线与人体冠状面平行，缓慢深入直达冈上窝底部骨面，纵向切割2～3针，然后横向摆动针体剥离2次，再调转刀口线90°横行切割2～3针，接着将针柄向脊柱方向偏斜，刀刃对准肩关节，贴冈上窝底部骨面铲切，铲切距离约为1cm。铲切到位后作横行摆动，以松解冈上肌在肩胛上神经部的粘连和卡压。患者在治疗的过程中可出现酸胀，并可放散到肩部、冈下窝以及上背的后侧，甚至可直达手部。

*对肩胛冈下痛点：*刀口线与冈下肌纤维方向平行，进针越过冈下肌后，纵向横向做十字切割并摆动剥离。

治疗点首选冈上窝内的冈上肌，不易损伤神经和血管，针刀运动范围被固定在骨性凹陷中，不易滑向他处，对胸腔等组织不会造成威胁。冈下肌治疗时不可粗暴用力，因肩胛骨此处较薄，有可能刺穿肩胛骨，甚至刺入胸腔。

（五）医案

崔某，男，70岁，退休工人。

主诉：右侧颈肩部疼痛间作1年余，加重1周。

病史：患者2周前劳累后出现右侧颈肩部疼痛，疼痛连及右上臂后外侧，伴右肩活动受限，外展及上举困难。在外院诊断：遂至我院针灸科门诊，诊断：肩胛-肋骨综合征。为求进一步治疗收治入院。

触诊：右侧肩井、肩髎、肩中俞、手三里处压痛。

舌象：舌质黯，苔白腻，有紫气。

脉象：脉弦滑。

诊断：肩胛上神经卡压综合征。

治疗：根据患者病情特点，李玉堂教授采用针刀治疗，依次取患肩喙突点、肩峰下点、结节间沟点、小圆肌起点、大圆肌起点处进针，针体与皮肤垂直，刀口线与人体纵轴平行，进针刀达骨面。分别在各点做切开剥离，纵疏横剥。出针后，用无菌敷贴粘贴。非针刀治疗日予以温针灸治疗，取穴阿是穴、右侧肩井、肩髎、肩中俞等穴，共计治疗3周，后患者疼痛基本缓解出院。

（六）按语

中医并无本病明确的描述，结合其症状，属于中医肩痹、肩凝等范畴，中医认为其内因年老体衰、气血虚损、筋失濡养，外因为风寒湿侵袭、经脉拘急所致，内外因相互作用，共同影响，引起肩胛上神经卡压综合征。一般认为与慢性损伤及炎症有关，本病虽然有一定的自愈倾向，但病程长、痛苦大，患者多采用积极治疗。在针灸治疗同时应该再配合自我康复功能锻炼，进一步促进关节功能的恢复。

十三、肩周炎

（一）病理学基础

肩周炎多呈慢性发病，隐匿进行，肩部逐渐产生疼痛，夜间为甚，受凉加重，肩关节活动功能受限而且日益加重。肩周炎是肩关节囊及其周围韧带、肌腱和滑囊的慢性无菌性特异性炎症反应，以及肩关节周围组织退行性改变所引起的软组织广泛粘连。肩周炎常有慢性劳损史，好发年龄在50岁左右，女性发病率略高于男性。

（二）临床症状与特点

起初肩部呈阵发性疼痛，多数为慢性发作，以后疼痛逐渐加剧或钝痛，或刀割样痛，且呈持续性，气候变化或劳累后常使疼痛加重，疼痛可向颈项及上肢（特别是肘部）扩散，当肩部偶然受到碰撞或牵拉时，常可引起撕裂样剧痛，肩痛昼轻夜重为本病一大特点，若因受寒而致痛者，则对气候变化特别敏感。

肩关节向各方向活动均可受限，以外展、上举、内旋、外旋更为明显，随着病情进展，由于长期废用引起关节囊及肩周软组织的粘连，肌力逐渐下降，加上喙肱韧带固定于缩短的内旋位等因素，使肩关节各方向的主动和被动活动均受限，特别是梳头、穿衣、洗脸、叉腰等动作均难以完成，严重时肘关节功能也可受影响，屈肘时手不能摸到同侧肩部，尤其在手臂后伸时不能完成屈肘动作。

（三）诊断与鉴别诊断

1. 触诊诊查　李玉堂教授常用触诊腧穴和部位：多数患者在肩关节周围可触到明显的压痛点，压痛点多在肱二头肌长头肌腱沟处（天泉穴）、肩峰下滑囊（肩髃）、喙突（云门穴外上方）、冈上肌附着点（巨骨穴）、三角肌止点（臂臑穴）、冈下肌群（天宗穴、肩贞穴）等处。冈下窝、肩胛骨外缘、冈上窝等处可触及条索状物或硬结节（图35）。

2. 诊断　本病主要依据病史、临床症状特点和触诊诊查作出诊断。必要时影像学除外诊断。

图35 肩周炎触诊部位和方法

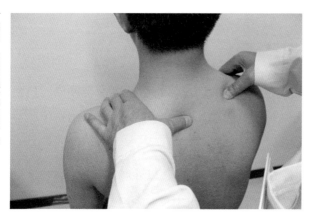

3. 辅助检查　肩关节X线可以无异常发现，肩关节MRI可以发现广泛软组织不同程度异常。

4. 鉴别诊断　本病当与肱二头肌短头肌腱炎、喙肱肌损伤、胸大肌大圆肌背阔肌止点肌腱炎、肱二头肌长头肌腱炎、三角肌损伤及滑囊炎、肩峰下滑囊炎、肱三头肌长头肌腱炎、大圆肌损伤等相鉴别。

（四）分层治疗

1. 中层　毫针刺法：局部消毒，在痛点处进针，术者感到针下沉紧时，患者感到酸胀，即将针单向捻转至稍紧状态，做提插动作，上下幅度约5mm，不可提插过度而使针下紧感脱离，提插持续2min后，回捻针至松动，退针出皮肤，无需按压针孔。可多针齐刺以加强针效。无需按压针孔。

肩峰前后的痛点，进针至肩关节腔内，肩前区、肩后区的痛点，根据受损的肌腱、韧带的解剖位置确立进针方向和进针深度，一般来说进针方向均指向肩关节。针刺方向指向躯干时，注意不可过深，避免刺入胸腔。

2. 深层　针刀治疗：患者侧卧位，患侧向上，充分暴露肩部。辅助手掐按痛点、条索、结节通常可在喙突、结节间沟、肱骨大结节外下部、肩胛骨外下缘、大圆肌起始部、小圆肌止点、冈上肌腱肌腹结合部、冈下窝外缘、三角肌止点、肩峰下滑囊、三角肌滑囊等处可发现。

喙突处针刀操作：针刀沿辅助手拇指指甲边缘进针，刀口线平行于臂丛神经。到达喙突骨面后，转动刀口90°，与肱二头肌短头腱垂直，针柄向头部方向倾斜45°，紧贴喙突做切开剥离，松解肱二头肌短头肌腱及深面的滑囊，然后将针稍提起，转动刀口，使之与臂丛神经平行，针柄向内下方倾斜60°，紧贴喙突外上侧切开剥离数针，松解喙肱韧带。出针，封闭针孔。

结节间沟处针刀操作：针刀沿辅助手拇指指甲边缘进针，刀口线平行于肱二头肌腱，到达骨面后，纵向切割数针，然后横向摆动针体进行剥离，而后出针，封闭针孔。

对于其他压痛反应的肌腱鞘、滑囊、肌间沟、肌筋膜粘连等，在使用针刀治疗时，需体会进针阻力所在，判断进针深度，对条索硬结需纵向和横向进行十字切开，对肌间沟、肌筋膜则平行肌纤维方向切开并横向剥离。

需要注意的是：在喙突上操作时，不可针尖向喙突内下方刺入，以免伤及臂丛神经；在肩胛外缘、肩前区锁骨肩峰端操作时注意控制进针深度，以免刺入胸腔，引发气胸。由于肩周炎患者年龄往往在50岁以上，体质较差，常伴有高血压、心脏病、糖尿病等，需时时注意患者反应，不要强求一次完成全部压痛点治疗，可分数次治疗，以防引发危险。

视频05

李玉堂教授
诊治肩周炎

（五）医案

周某，男，51岁，职员。

主诉：左侧肩关节疼痛半年余，加重1周。

病史：患者半年前受凉后出现左侧肩关节疼痛，后每遇冷及劳累后发作，夜间痛甚，休息后不能缓解，遂至当地医院，查左肩关节CT未见异常。诊断：肩周炎。予以局部推拿及热敷后疼痛可有短暂缓解。1周前因家务劳累致疼痛加重，推拿、热敷及口服止痛药后症状均不见减轻，夜不能寐，遂至我院针灸科就诊，为求进一步治疗收治入院。入院时见：左侧肩关节疼痛剧烈，疼痛连及左侧颈项部及左肘部，左肩关节外展、上举、后伸不能，饮食尚可，夜寐差，二便尚调。

触诊：左侧颈夹脊、肩井、肩髃、肩髎、手三里处压痛（＋）。

舌象：舌质黯，苔白腻，有紫气。

脉象：脉弦滑。

诊断：肩周炎。

治疗：根据患者病情特点以及肩周炎特点，李玉堂教授采用浮针＋温针灸＋针刀治疗联合分层治疗。浅层予以浮针治疗，首先选择3个主要的MTrP点（肌筋膜触发点），常规皮肤消毒后，肩关节放松状态下，上臂外展30°~40°，进针器与皮肤角度尽可能小，左手配合，前推下压使皮肤出现凹陷，迅速将浮针刺入皮肤下方，确保浮针尖位于皮下浅筋膜中，右手持浮针沿浅筋膜向前推进，浮针针尖直接指向选定的MTrP点，针体在皮下做旋转或扇形的扫散动作；扫散过程中，右手操作，左手配合再灌注活动。隔日1次，治疗间期予以温针灸治疗，取肩前、肩髃、肩髎三穴，长针直刺，三针针向极泉，针后温灸，每次30min；每周五次；非浮针、针灸治疗日，予以针刀治疗，患者取侧卧位，充分暴露患肩，通过上举、外展、后伸等动作确定致痛点与敏感点，切口线与该附着点肌腱平行，持针刀于患处垂直刺入，先纵切3~4刀，再横向剥离2~3刀，主要是肩胛处松解粘连，术后用创可贴贴于针刀处，每周1次，通过三层立体止痛，共计治疗2周，后患者疼痛基本缓解出院。

（六）按语

肩周炎属于中医的"漏肩风"，风寒为本病的重要诱因。《素问·痹论》有言"风、寒、湿三气杂至，合而为痹也"，本病在中医里属于"肩痹"。中医认为本病与体虚、劳损、风寒侵袭肩部等因素有关。肩周炎病机比较复杂，其主要病机为劳损及外伤导致肩部经络不通或失去濡养，肩部的主要归经为手三阳经。中医治疗多主张活血止痛、疏通经络。患者因病程日久，疼痛反复加重，治疗时应多种针灸手段，多治疗层面综合考虑，以获得佳效。

第四节

腰腿部痛症的分层诊断与治疗

一、梨状肌综合征

梨状肌综合征是由于梨状肌病变刺激或压迫坐骨神经而引起的以一侧臀部疼痛，严重时疼痛可呈"刀割样""火烧样"，并可牵扯至下肢，或伴有小腿外侧麻木、行走困难、跛行。

（一）病理学基础

梨状肌是臀部的深部肌肉，从骶椎前面开始，穿出坐骨大孔，而将其分成梨状肌上孔与下孔，止于股骨大转子。梨状肌主要是协同其他肌肉完成大的外旋动作。坐骨神经走行恰好经梨状肌下孔穿出骨盆到臀部。可见梨状肌和坐骨神经的解剖关系非常密切，梨状肌受损伤或梨状肌与坐骨神经解剖发生变异就可能使坐骨神经受到挤压而发生各种症状。

由于局部解剖变异或受到急性和慢性损伤，如久站久蹲、髋部突然闪挫等外伤史，或感受风寒等，导致梨状肌受损，梨状肌局部出现充血、水肿、痉挛、肥大甚至挛缩，从而造成梨状肌上、下孔间窄小，通过其内的血管和神经因为受到压迫而出现的一系列综合症状。

（二）临床症状与特征

主要表现为干性受累的特征，即沿坐骨神经的放射痛及其所支配区的运动（股后、小腿前后以及足部诸肌群）、感觉（小腿外侧、足底和足前部）和反射（跟腱反射和跖反射）障碍等。病程较长者，可出现小腿肌萎缩甚至足下垂等症状。

（三）诊断与鉴别诊断

1. 触诊诊查　患侧梨状肌体表投影处可扪及条索状物，且局部明显压痛（图36）。

2. 诊断

（1）以坐骨神经痛为主要表现，疼痛从臀部经大腿后方向

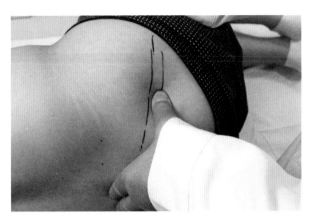

图 36　梨状肌综合征触诊部位和方法

小腿和足部放射。

（2）由于症状较剧且影响行走，故病人就诊时间也较早，肌力的下降多不太严重。

（3）检查时病人有疼痛性跛行，轻度小腿肌萎缩，小腿以下皮肤感觉异常。有时臀部（环跳穴附近）可扪及条索状或块状物。

（4）"4"字试验时予以外力拮抗可加重或诱发坐骨神经痛。臀部压痛处 Tinel 征可阳性。

（5）有髋臼骨折病史者 X 线片上可显示移位之骨块或骨痴。

3. 体格检查

（1）直腿抬高试验：患者仰卧，双腿伸直，先健侧后患侧，检查者一手扶住患者膝前部使膝关节伸直，另一手扶住踝后部并徐徐向上抬高，并记录可抬至高度，直腿抬高 60° 以前受限，疼痛明显，超过60°度疼痛反而减轻。

（2）梨状肌紧张试验：患者平卧位，内收、屈曲、内旋髋关节时疼痛加重。

4. 鉴别诊断

（1）腰椎间盘突出症：多见于青壮年，起病较急，常反复发作。腰痛牵及下肢放射痛，腹压增加时症状加重。脊柱多有明显侧弯，腰部活动明显受限，直腿抬高试验阳性，腰椎CT、MRI可确诊。

（2）急性腰椎小关节紊乱症：疼痛位于腰部，疼痛程度较腰肌扭伤严重，压痛点限于棘突或棘突旁，且有深层压痛。腰椎前屈尚可，后伸受限明显。

（四）分层治疗

1. 浅层　浮针疗法：通过医者触摸检查，在臀中肌、臀大肌、臀小肌、梨状肌、股二头肌、腓肠肌、腓骨长肌等处寻找紧张、僵硬、疼痛的患肌，进针部位采用由远及近，一般取腓骨长肌或腓肠肌的下方。患者俯卧于治疗床，处于放松状态，进针部位常规消毒，由下向上进针并扫散，同时进行再灌注活动，出针后留管5～8小时，隔日治疗1次，5次为1疗程。

图 37　常用梨状肌综合征针刺部位

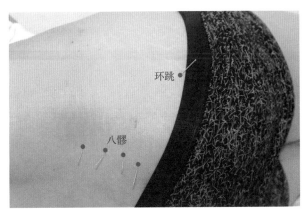

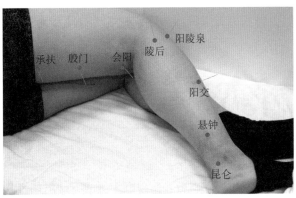

2. 中层

（1）毫针刺法：取患侧阿是穴、环跳、委中、阳陵泉、承山、昆仑。患者俯卧位，常规消毒后，阿是穴采用傍针刺，主穴针刺得气后，在其旁0.5寸处向所刺阿是穴方向斜刺1辅针，针尖接近主针为佳，行提插捻转使得气。其余穴位常规直刺，行平补平泻，待得气后留针30min，5次为1疗程（图37）。

（2）封闭疗法：取2%利多卡因1支5ml加入5ml注射用水中，在梨状肌处行穴位注射，沿梨状肌走行方向浸润注射。该方法为疼痛剧烈时临时采用，注意切勿注入血管及坐骨神经。

3. 深层　针刀治疗：患者俯卧于治疗床上，于患者的髂后上棘和尾骨尖部位的连线中点与股骨大转子连线的中部、内侧1/3处（即坐骨神经于梨状肌下孔出口的部位）做好标记。暴露施术部位，位置确定之后进行局部皮肤常规消毒以及覆盖无菌巾。操作者戴好口罩、帽子以及无菌手套，用利手拇、食指持3号针刀，非利手拿消毒纱布夹住刀体，于标记处沿下肢纵轴下刀，针体与皮肤垂直，迅速刺入患者皮下组织层部位，然后再逐渐深入，当患者出现麻木感或下肢出现过电样的感觉时，说明针尖已经刺入到梨状肌下孔坐骨神经出口的位置，将针刀沿进刀方向回退2cm，再将针刀体倾斜10°~20°向内侧或外侧刺入，当刀下出现坚韧感时，说明针尖已经到达坐骨神经在梨状肌下孔的卡压点位置，再使用提插针刀的方法向下进针，进针范围在0.5cm以内，当刀下出现松动感的时候即可缓慢拔出针刀，针刀拔出后立即重力按压刀口3min，以预防发生出血，并可在治疗点贴上创可贴。嘱患者24h内伤口勿沾水，平卧10min观察有无不良反应。疗程：一周治疗1次，3次为一个疗程。

（五）医案

董某，男，52岁，干部。

主诉：右侧臀部疼痛伴右小腿外缘疼痛3天。

现病史：3天前运动时不慎闪挫导致右臀疼痛，呈刀割样，且放射至右下肢小腿外侧，疼痛剧烈，难以入眠，咳嗽时可致下肢窜痛加重。纳可，二便尚调。舌质淡黯，舌体胖大，边有齿痕，苔白腻，脉弦滑。

触诊：右侧梨状肌体表投影处可触及明显条索状物。

体格检查：腰椎正直，棘突旁无明显压痛，直腿抬高试验60°，加强试验（＋），梨状肌紧张试验（＋）。

腰椎CT示：L4/L5、L5/S1椎间盘膨出。

中医诊断：痹证（痰瘀阻络）（梨状肌综合征）。

辨证：痰瘀之邪客于足少阳经脉，经气受阻，不通则痛。

治疗：①先行浮针治疗。患者俯卧位，于右下肢腓肠肌下方1寸处取进针点，进针部位常规消毒，由下向上进针并扫散，同时进行再灌注活动，出针后留管5~8小时。②次行毫针治疗。患者俯卧位，取右环中、环跳、风市、阳陵泉、悬钟，及双侧脾俞穴，均采用平补平泻手法。环中穴用0.4mm×125mm长针针刺，进针后针尖向外约0.5cm，缓慢刺入7~10cm，使其放电样针感传导至大腿后侧直到足底，留针

30min。③再行针刀治疗。患者俯卧位，常规消毒后，取患者的右髂后上棘和尾骨尖部位的连线中点与股骨大转子连线的中部、内侧1/3处（即坐骨神经于梨状肌下孔出口的部位）为进针点，于标记处沿下肢纵轴下刀，针体与皮肤垂直，迅速刺入患者皮下组织层部位，然后再逐渐深入，当患者出现麻木感或下肢出现过电样的感觉时，说明针尖已经刺入到梨状肌下孔坐骨神经出口的位置，将针刀沿进刀方向回退2cm，再将针刀体倾斜10°~20°向内侧或外侧刺入，当刀下出现坚韧感时，说明针尖已经到达坐骨神经在梨状肌下孔的卡压点位置，再使用提插针刀的方法向下进针，进针范围在0.5cm以内，当刀下出现松动感的时候即可缓慢拔出针刀，针刀拔出后立即重力按压刀口3min，以预防发生出血，并可在治疗点贴上创可贴。

浮针及针刀治疗各一次，毫针针刺五次而愈。

（六）按语

梨状肌综合征是由于间接外力如闪、扭、下蹲、跨越等使梨状肌受到牵拉而造成撕裂，引起局部充血、水肿、痉挛而刺激或压迫坐骨神经，发生疼痛和功能障碍。

李老治疗此病分层施治，先行浮针于浅层，疏通浅层气血；次行毫针于环中穴及足少阳经脉腧穴，环中穴位于梨状肌体表投影处，取两针傍入刺法即可加强针感，缓痉镇痛。针刺足少阳诸穴，可疏通少阳经气。针刺能使血浆中致痛物质5-HT含量明显下降，从而显著提高痛阈，然后行针刀松解直达病灶，疏通局部气血，能迅速达到化瘀滞、通经络之功。李老采用上述分层治疗，能有效解除梨状肌痉挛、水肿，改善局部症状，同时还注重标本同治，针刺双侧脾俞穴，以健脾胃、化痰湿，养患者后天生化之源。

二、腰椎间盘突出症

人体脊柱的结构非常复杂，成年人脊柱的椎骨共有24块。因寰椎与枢椎之间，骶椎尾椎之间不存在椎间盘，所以全身的椎间盘只有23个。它们均位于两个椎体之间。椎间盘的总厚度为全脊柱总长的1/5～1/4。腰部的椎间盘最厚，约为9mm。颈腰部纤维环前厚后薄，髓核易向后外侧脱出，突入椎管或椎间孔，压迫脊髓或脊神经-椎间盘脱出症，人们常说的椎间盘突出多指是腰椎间盘突出。故本节以腰部椎间盘为例，叙述椎间盘病变的分层诊断与治疗。

腰椎间盘突出症是由于体内外各种因素作用，导致腰椎椎间盘组织不同程度地向后突出，并刺激压迫相应的神经根或马尾神经而产生腰腿疼痛等一系列症状者，亦称为"腰椎间盘纤维环破裂症"。在中医学中属"腰痛""腰腿痛"范畴。

（一）病理学基础

腰椎间盘需要承受人体头、颈、躯干和上肢的重量，又是人体最大的无血管组织，缺乏营养供给，故极易发生退变。造成椎间盘突出的参与因素多样，病理过程复杂，主要有：椎间盘退变、外伤、腰姿不当及负重、腹压增高、脊柱异常结构等。

椎间盘内以软骨细胞为主，其代谢率极低。30岁以上，椎间盘周围的血供逐渐减少、椎间盘含水量的降低影响了代谢产物的弥散，损害椎间盘细胞的营养的供应，以致形成恶性循环。35岁以后，髓核退变更加明显，脱水并纤维化，髓核融入纤维环内，纤维环逐渐增厚，可致椎间盘的黏弹性逐渐下降。由于纤维环受力不均匀，逐渐形成裂缝，称为纤维环撕裂。进一步撕裂，髓核可穿透某一局部的纤维环撕裂口，甚至穿透后纵韧带，髓核游离于椎间盘之外。

腰椎间盘突出的病理过程一般分为三期：椎间盘突出前期、椎间盘突出期、椎间盘突出后期。在椎间盘突出前期，患者常存在腰部不适或疼痛，但无下肢的反射性疼痛。在椎间盘突出期，突出物刺激或压迫神经根或马尾引起相应症状。在椎间盘突出后期，受累的椎间盘、突出物和邻近组织可发生椎间隙狭窄、突出物纤维化或钙化、腰椎失稳、小关节骨质增生、退行性椎管狭窄、椎旁骨赘形成等一系列继发性的病理改变。

（二）临床症状与特征

1. 腰痛　是大多数患者最先出现的症状，发生率约91%。由于纤维环外层及后纵韧带受到髓核刺激，经窦椎神经而产生下腰部感应痛，有时可伴有臀部疼痛。

2. 下肢放射痛　虽然高位腰椎间盘突出（腰2~3、腰3~4）可以引起股神经痛，但临床少见，不足5%。绝大多数患者是腰4~5、腰5~骶1间隙突出，表现为坐骨神经痛。典型坐骨神经痛是从下腰部向臀部、大腿后方、小腿外侧直到足部的放射痛，在喷嚏和咳嗽等腹压增高的情况下疼痛会加剧。放射痛的肢体多为一侧，仅极少数中央型或中央旁型髓核突出者表现为双下肢症状。

3. 马尾神经症状　向正后方突出的髓核或脱垂、游离椎间盘组织压迫马尾神经，其主要表现为大、小便障碍，会阴和肛周感觉异常。严重者可出现大小便失控及双下肢不完全性瘫痪等症状，临床上少见。

（三）诊断与鉴别诊断

1. 触诊诊查　触诊诊查时，医者食指、无名指沿脊柱棘突两侧由上向下滑动至骶部，可见腰椎生理曲度变小或消失，或有脊柱侧弯。脊柱两侧肌肉可有部分紧张隆起，或可触及结节。患椎旁、髂窝、小腿后外侧部有明显压痛。腰部常见压痛位于突出椎间盘所在椎间隙旁开2cm左右，并可向患侧下肢放射。臀部常见压痛位于患侧臀中肌部，范围较为广泛，向患侧下肢放射，臀部环跳穴可有压痛。腿部常见压痛位于大腿后侧正中线，自上而下有深压痛，大腿外侧风市穴处可有压痛，小腿外侧飞扬穴处可有压痛，小腿后外侧、后侧正中可有压痛。患侧下肢有不同程度的萎缩，感觉减退（图38）。

2. 诊断　主要依据病史、临床症状和体征、影像学检查作出。

3. 辅助检查

体格检查：

（1）鞠躬试验：让患者站立做鞠躬动作，如患肢立刻有放射性疼痛并屈曲，则为阳性，可见于腰椎间盘突出症、坐骨神经痛、腰椎滑脱等。

（2）坐位屈颈试验：患者取坐位，伸直双下肢，然后用力前屈，出现患侧下肢坐骨神经放射痛即为阳性，见于腰椎间

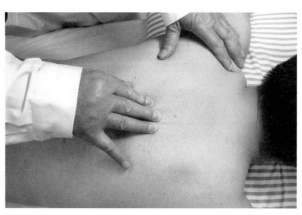

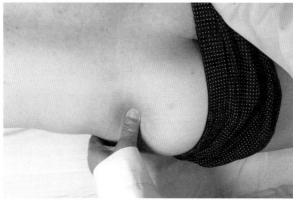

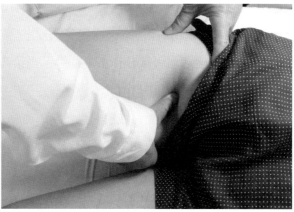

图38 椎间盘突出症触诊部位和方法

盘突出症。

（3）直腿抬高试验：患者仰卧，双腿伸直，先健侧后患侧，检查者一手扶住患者膝前部使膝关节伸直，另一手扶住踝后部并徐徐向上抬高，并记录抬至高度，如果抬高度数小于70°，并出现下肢放射痛者为阳性。可见于腰椎间盘突出症，腰椎侧隐窝狭窄，腰椎小关节增生，腰椎神经根管狭窄等。由于下肢抬高时，坐骨神经受到牵拉，加重了腰椎间盘对神经根的刺激。下肢抬高20°以内并不引起神经根在椎管内移动，超过30°以后，即可引起神经根的牵拉或向下移动，受牵拉最大的是L3神经根，其次为L4神经根，当抬高超过60°时，L神经根受拉力达到最大程度，使之在椎管内向下移动，故L_4-L_5、L_5-S_1椎间盘突出时，直腿抬高试验多为阳性。较严重腰椎间盘突出，健侧下肢抬高时可使神经根牵动硬膜囊，从而改变了对侧神经根与突出物的相对位置，也可诱发患侧的神经痛。

（4）直腿抬高加强试验：患者仰卧，当抬高患者下肢发生疼痛后，略放低患侧下肢使其不感疼痛，医生握住足部突然背屈，患者疼痛突然加重，或引起患肢后侧的放射性疼痛即为阳性，见于腰椎间盘突出症。

（5）仰卧挺腹试验：患者仰卧，双手置于身侧，以枕部及两足跟为着力点，将腹部向上挺起，腰痛及患肢放射痛为阳性，如果不明显，患者仍保持挺腹姿势，深吸气后停止呼吸，腹部用力鼓起约30s，患肢有放射痛者为阳性。如果挺腹姿势下用力咳嗽，有患肢放射痛者为阳性。如在挺腹姿势下，检查者将两手加压患者颈部静脉，患肢放射痛者为阳性。此试验各步操作，使腹部内压力不断增加，腔静脉流受阻，椎管内压力不断增加，刺激病变神经根而引发患肢疼痛。

（6）屈颈试验：患者仰卧，四肢自然放平，医者一手按压胸前，使胸腰不发生前屈变动，另一手放于枕后，托起头部，使颈椎逐渐前屈，直至下颌部靠近胸部，出现腰痛、患肢放射痛即为阳性，见于腰椎间盘突出症，椎管内肿瘤。颈前屈，可使脊髓在椎管内上升1~2cm，神经根随之受到牵拉。

（7）布鲁津斯基征：患者仰卧，头不用枕，两手置于胸前，主动屈颈和仰卧起坐，出现腰痛和患肢后侧放射痛，引起患肢立即屈曲，则为阳性，见于腰椎间盘突出症等。

（8）股神经牵拉试验：患者俯卧，检查者一手按压骨盆，另一手将一侧下肢拾起，使髋关节过伸，膝关节屈曲，如腹股沟、大腿前方、小腿前内方放射痛为阳性，多见于腰椎间盘突出症。腰大肌、骶髂关节、腰椎有病变时，也可出现阳性。

（9）腘神经压迫试验：患者仰卧，髋、膝关节各屈曲90°，然后膝关节逐渐伸直，至有坐骨神经痛时停止，再将膝关节稍屈曲至刚不痛的体位，检查者用手指深压股二头肌腱内侧腘窝部腘神经，有由腰至下肢的放射痛即为阳性，多见于腰椎间盘突出症，其他腰部疾病多为阴性。

（10）颈静脉压迫试验：取站立位、坐位或卧位，医者用手压迫患者两侧颈静脉，或用血压计橡皮带缠绕颈部，加压至40～60mmHg，其颅内压升高，引起脑脊液压力增高，硬膜囊扩张，将神经根推向外侧，受压加重，出现患肢疼痛、麻木，即为阳性，多见于L_3-L_4椎间盘突出。

（11）趾跖屈试验：患者仰卧，医者两手分别置两足踇趾底部，嘱其用力将两足踇趾跖屈，如一侧力量减弱、无力者为阳性，见于L_5-S_1椎间盘突出压迫S_1神经根。

影像学检查：

（1）腰椎的X线检查：腰椎间盘突出症患者的正位片表现为腰椎侧弯，椎体排列不整齐，棘突不在一条直线上，而是成角，侧弯多见于L_4-L_5椎间盘突出，为突出物压迫神经而引起代偿。突出物位于神经根内侧时，腰椎侧弯凸向健侧，位于神经根外侧时，侧弯凸向患侧，L_5-S_1椎间盘突出侧弯多不明显。椎间隙变窄，或左右不等宽，棘突间距变小，椎体上下边缘可有骨质增生，棘突可有偏歪，椎体可有旋转，小关节对合不良，骨盆倾斜等。侧位片中，腰椎间盘突出症为了减轻对神经根、硬膜的压迫，腰椎生理性弯曲变小或消失，甚至反常后突，腰骶角减小，椎间隙变窄，或前后相等、前窄后宽。椎体后下角后翘或磨角样改变，为腰椎间盘突出造成功能失调，对椎体后下缘应力刺激增强，引起软骨增生、韧带附着处钙化。椎体下缘后半部浅弧形压迹，椎体前后缘唇样增生，棘突间距离变小，椎间孔变小，椎间隙后方椎管内结节状髓核钙化或纤维环钙化等。

（2）CT检查

腰椎间盘膨出：正常椎间盘后缘与椎体边缘平行。椎间盘向周围均匀膨出，超出椎体边缘，有一圈低密度的软骨质影，也有局限性膨出，如后缘正中膨出、两侧对称性膨出、单侧膨出，膨出的范围大、程度轻，不压迫神经根、硬膜囊。

腰椎间盘突出：在椎体后缘正中或后外侧，椎间盘后缘局限性突出，可直接显示突出髓核的部位、大小、形态、密度，与周围的关系，突出基底部与椎间盘相延续。突出物CT值高于硬膜囊的CT值，突至后纵韧带下方时边缘平滑，穿过后纵韧带突至硬膜外间隙时边缘不规则。硬膜外脂肪移位：髓核突出所形成的软组织密度影压迫、推移硬膜外脂肪，使硬膜外脂肪移位或消失，硬膜外间隙两侧不对称。硬膜囊变形：正常硬膜囊前缘与椎体骨性关节后缘一致，髓核突出，光滑圆形的硬膜囊前缘受压变形，较大突出占据椎管，硬膜囊呈新月形裂隙改变。神经根鞘受压、变形、移位：正常神经根鞘位于椎管的外侧、椎弓根内侧，为类圆形软组织密度影，髓核向后外侧突出，神经根鞘可出现受压移位，也可因水肿而增粗，或因与髓核等密度相同而湮没于髓核块影内，神经根的长期肿胀或髓核充填可使侧隐窝扩大。突出的髓核内可见高密度钙化、低密度真空现象。表现为突出物中有点、片状的高密度影，或髓核退变致髓核积气，合并突出时，椎间盘内极低密度的气体可位于椎间盘后缘以外。黄韧带肥厚：正常腰椎黄韧带厚度不超过5mm，当椎间盘突出导致椎间隙变窄，黄韧带变短、皱褶。反复损伤可致黄韧带肥厚，椎板内侧弧形密度增高影，压迫硬膜囊前移，长时间可发生钙化，累及小关节囊致腰椎管狭窄。椎体、小关节退变增生，椎体边缘出现水平向外延伸的骨赘，密度不均，伴有骨质硬化、小关节突肥大、骨赘形成。

腰椎间盘脱出：脱出的髓核不与椎间盘相连，可在后纵韧带与椎体之间上下滑移，也可穿过、绕过后纵韧带游离至硬膜外间隙，可停止在椎间盘上、下相邻的椎弓根水平（为椎管相对狭窄的部位），也可移动6~10mm。可压迫下降的神经根，也可弯入椎间孔压迫神经根。脱出的髓核可呈圆形，也可呈不规则形，内可有钙化灶、气体、巨大碎片，偶见游离体至硬膜外间隙、硬膜囊内，可见硬膜外脂肪消失。

（3）MRI检查

腰椎间盘膨出：正常髓核的后缘不超过相应椎体的边缘，其信号强度均匀。信号强度越低，表示椎间盘退变越重，腰椎间盘膨出表现为矢状面椎间盘变薄，含水量减少，信号变低或不均匀，横断面上椎间盘超出椎体外缘。

腰椎间盘突出：可显示髓核突出的部位、方向、大小、形状及信号强弱的变化，冠状面上可见腰椎侧弯，矢状面可见生理前凸减轻或消失，椎间盘变扁，信号不均匀，矢状面硬膜囊与脊髓局限性受压，腰椎管脂肪线被截断，硬膜外脂肪移位，横面上见脊髓、神经根受压。

腰椎间盘脱出：脱出物的顶端缺乏纤维环形成的线条状信号区，与硬膜外及外方脂肪界限不清而见纤维环断裂征，矢状面可见脱出的髓核上下移位，横断面上可见脱出的髓核左右移位。

4. 鉴别诊断

（1）梨状肌综合征：以一侧臀腿痛为主症，无腰痛，患侧梨状肌处可扪及条索状物，且局部压痛。梨状肌紧张试验阳性，直腿抬高试验在60°前可疼痛加重，60°以后反而减轻。

（2）腰椎管狭窄症：各种原因引起椎管各径线缩短，压迫硬膜囊、脊髓或神经根，从而导致相应神经功能障碍的一类疾病。多见于40岁以上的中年人，静止或休息时无症状，行走一段距离后出现下肢疼痛、麻木、乏力等症状，休息后方能继续行走。

（3）脊髓肿瘤：椎管及脊髓相邻的组织结构所发生的肿瘤，是脊髓和马尾神经受压的重要原因。疼痛与感觉异常，逐渐感觉丧失，肌肉无力萎缩，感觉与运动症状的范围与受累的神经根支配区一致。脊椎CT、MRI可确诊。

（四）分层治疗

1. 浅层

（1）皮内针疗法：腰部筋膜上触及的筋结点。将筋结点局部皮肤常规消毒后，用镊子夹持麦粒型皮内针针柄，沿皮下将针刺入真皮内，针身可沿皮下平行刺入约0.5cm，胶布固定。留针1~3天，暑热天埋针时间不超过1天，以疼痛缓解为度。

（2）浮针疗法：通过医者触摸检查，在竖脊肌、腰方肌、腹外斜肌、多裂肌、臀中肌、臀大肌、臀小肌、梨状肌、股二头肌、腓肠肌、腓骨长肌等处寻找紧张、僵硬、疼痛的患肌，进针部位采用由远及近，一般取腓骨长肌或腓肠肌的下方。患者俯卧于治疗床，处于放松状态，进针部位常规消毒，由下向上进针并扫散，同时进行再灌注活动，出针后留管5~8小时，隔日治疗1次，5次为1疗程。

（3）拨针疗法：疼痛局部的压痛点。患者俯卧位，在疼痛部位触诊，寻找压痛点，分清是按压正常部位的痛感，还是病变部位的痛感。病变部位压痛一般为单侧性，与健侧比较，病变侧压痛明显，并伴有软组织异常改变。如硬结、条索、增厚和肌紧张等。确定进针点，予常规消毒并实施局部麻醉，对浅、中层筋膜组织区采用大面积松解术（即腰部缓冲区松解术）

2. 中层

（1）毫针刺法：取病变节段处的夹脊穴、环跳、委中、阳陵泉、承山、昆仑。患者俯卧位，常规消毒后，夹脊穴采用傍针刺，主穴针刺得气后，在其旁0.5寸处向所刺夹脊穴方向斜刺一辅针，针尖接近主针为佳，行提插捻转使得气。其余穴位常规直刺，行平补平泻，待得气后留针30min，5次为1疗程。

（2）封闭疗法：操作方法：取2%利多卡因1支5ml加入5ml注射用水中，于疼痛局部取4~5个阿是穴，行穴位注射，进针深度2~3cm，行提插捻转，得气后每穴推注约2ml药液。该方法为疼痛剧烈时临时采用。

3. 深层 针刀治疗：腰3、4、5椎体棘突下（督脉点）及其左右各旁开2cm（夹脊穴）、骶1棘突及其左右各旁开

2~4cm处阳性点、上髎及其中点，2~3个坐骨神经通路压痛点。患者俯卧位放松，暴露施术部位，医者戴帽子、口罩，定点并标记，施术部位严格消毒3次，戴手套，治疗点予1%利多卡因局部麻醉（部分耐痛者省略此操作），每个点注射0.5~1ml。取0.6mm×60mm一次性针刀，针刃沿人体纵轴方向，快速垂直进入治疗点皮下。督脉点：直刺后分别向上下斜刺10~20mm，纵行切割2~3次后出针；夹脊穴点：在浅筋膜层行纵行切割3~5次后向下进针25~40mm到达深部病变组织行纵行切割2~3次，出针；坐骨神经通路压痛点：刺入20~55mm，触及病变部位后行纵行切割3~4次，出针。棉签按压出血点，碘伏消毒，治疗点贴医用输液贴。嘱患者24h内伤口勿沾水，平卧10min观察有无不良反应。每5天治疗1次，休息4天进行下1次治疗，共3次。

视频06

李玉堂教授
诊治腰椎间盘突出症

（五）医案

王某，男，43岁，职员。

主诉：腰痛牵及左下肢放射痛1周。

病史：患者平素贪凉，有腰痛病史近10年，每于劳累及受寒时发作，经休息及自行贴膏药后缓解。1周前无明显诱因下突感腰部疼痛不适，疼痛沿左侧臀部及左下肢后缘放射至足底，腰部俯仰转侧活动明显受限，夜间腰部酸痛难耐，夜寐差，纳食可，二便尚调。舌质淡黯，苔白腻，脉弦滑、微涩。

触诊：脊柱腰段略向左侧弯，腰椎活动度明显受限。

查体：左侧腰肌紧张，广泛压痛，可触及少许小条索状结节，腰4、5棘突下左旁压痛，左"环跳"穴压痛，左直腿抬高试验45度，加强试验（＋），仰卧挺腹试验（＋），左踇趾跖屈试验（＋）。

MRI：腰椎轻度侧弯，腰5/骶1椎间盘突出伴终板炎。

诊断：中医诊断：腰痛（寒瘀阻络）。西医诊断：腰椎间盘突出症。

辨证：寒瘀之邪侵袭督脉、足太阳膀胱经，经气受阻所致。

治疗：①先行浮针治疗。患者俯卧位，于左下肢腓肠肌下方1寸处取进针点，进针部位常规消毒，由下向上进针并扫散，同时进行再灌注活动，出针后留管5～8小时。②次行毫针治疗。患者俯卧位，取 L_5/S_1 夹脊穴（傍针刺）、左环跳、左委中、左阳陵泉、左承山、左昆仑，均行平补平泻，待得气后留针30min。③再行针刀治疗。患者俯卧位，常规消毒后，取腰5椎体棘突下（督脉点）及其左旁开2cm（夹脊穴）、骶1棘突及其左侧旁开2～4cm处阳性点为进针点，针刀沿人体纵轴方向，快速垂直进入治疗点皮下。督脉点：直刺后分别向上下斜刺10～20mm，纵行切割2～3次后出针；夹脊穴点：在浅筋膜层行纵行切割3～5次后向下进针25～40mm到达深部病变组织行纵行切割2～3次后出针。

　　以上治疗隔日1次，5次而愈。

（六）按语

　　腰痛为临床常见的症状之一，又称为"腰脊痛"，疼痛部位在腰脊中，或在一侧，或两侧俱痛。其病因病机可概括为风、寒、湿、瘀、虚，常相兼杂合为病，或不通、或不荣而痛。督脉为阳脉之海，贯脊、属肾。针灸治疗腰痛，辨经多属督脉、足太阳及足少阳。本案中患者腰痛近10年，每于感寒及劳累后而作，寒湿之邪客于督脉、足太阳经络，经络受损，气滞血瘀，不通则痛。李老治疗此病分层施治，先行浮针于浅层，疏通浅层气血；次行毫针于夹脊及足太阳经脉腧穴，夹脊穴沟通太阳经和督脉气血，取两针傍入刺法既可加强针感治疗痛症，亦有疏通调节督脉气血通调一身之阳气，温阳活血止痛。最后行针刀松解直达病灶，疏通局部气血。李老采用上述分层治疗，重建腰椎生物力学平衡、改善局部及全身血运，能迅速达到除寒湿、化瘀滞、通经络，有标本同治之功。

三、椎间盘源性下腰痛

椎间盘源性下腰痛，是临床常见多发病，主要是椎间盘内部的病变刺激椎间盘内疼痛感受器引起的慢性下腰痛，如退变、纤维环内裂症、椎间盘炎等，一般不伴有根性症状，无神经根受压或椎体节段过度移位等证据，无法用腰椎间盘突出、腰椎椎管狭窄或腰椎不稳定等来解释，故逐渐提出"椎间盘源性下腰痛"的概念。

（一）病理学基础

椎间盘源性下腰痛的病理改变主要发生在椎间盘内部。英国出版的《骨与关节外科》2005年第1期刊登了《椎间盘源性下腰痛发病机制》的研究报告。该报告首次提出，椎间盘源性下腰痛患者椎间盘后方神经（窦椎神经）分布广泛的肉芽组织条带区是椎间盘源性下腰痛的起源部位，肉芽组织条带可能起源于椎间盘的创伤修复过程。

长期以来，人们一直认为腰椎间盘突出是引起下腰痛的主要原因，但随着CT、MRI等影像设备的临床应用，发现由腰椎间盘突出引起的下腰痛仅占全部下腰痛病例的10%左右。故而目前认为，这种腰椎间盘外形正常的下腰痛，是由椎间盘自身结构病变所引起的，即椎间盘源性下腰痛，其主要病理学特征为椎间盘后方纤维环的撕裂。

多项研究证实，椎间盘源性下腰痛患者的疼痛，与椎间盘产生高水平的炎症介质和炎性细胞因子有关。这些介质和因子使椎间盘内的神经末梢处于致敏状态，平时在身体活动等轻微机械压力下就会引起下腰痛，当注射造影剂使椎间盘内压力骤然升高时，引起剧烈的疼痛复制。研究证实，椎间盘损伤后是不能愈合的，而且外层纤维环的损伤能启动整个椎间盘的进展性退变。外层纤维环损伤后，血管肉芽组织试图去愈合伤口，但因椎间盘缺乏血供和椎间盘总是处于应力状态，伤口难以愈合。另外，血管肉芽组织的长入，必然产生与愈合和生长有关的一些生长因子，这些因子可能使隔离血供的椎间盘细胞尤其是髓核细胞发生异常分化，最终导致了整个椎间盘的退变。椎间盘后方神经分布广泛的肉芽组织条带区是引起椎间盘源性下腰痛的起源部位，肉芽组织条带可能起源于椎间盘的创伤修复过程。

（二）临床症状与特征

椎间盘源性下腰痛表现为下腰部、臀后部、股前后及大转子等处的疼痛，范围广泛，可扩散到一侧或两侧臀部，走路时、活动后、久坐久站后症状加重，咳嗽、喷嚏等可使疼痛加重，症状反复发作，可达数月以上、甚至多年。虽可有根性放射痛，但大多无麻木、无力等神经根损伤表现。发病年龄多在40岁左右。体检多无明显的腰部压痛，也有患者腰肌痉挛，腰部活动受限，或者受累部位可有压痛，直腿抬高试验时出现腰痛或腰痛重于腿痛，一般无神经损害体征。有时腹部触诊可触发腰痛。上述诸症均不如椎间盘突出明显。

下腰痛的症状，可以是单纯局限于腰部的疼痛，也可以向臀部或下肢放射，其性质为酸痛、胀痛、钝痛或刺痛，腰部常有沉重感或困胀感，大多数的疼痛为隐痛，少数患者的则可剧烈如刀割、撕裂或折断样，患者常不能久坐，但站立稍行活动后疼痛反而减轻，然行走较多或站久后疼痛又加重。急性发作的疼痛，可使患者不能入睡、不能翻身，甚至生活不能自理。不少患者诉说清晨时被痛醒。这可能是因睡眠使肌肉的保护性痉挛得到解除，使关节、韧带受到了应力或轻微损伤所致。少数患者有消化不良、食欲不振、恶心、呕吐、头晕、失眠、记忆力减退等神经官能性症状。

（三）诊断与鉴别诊断

1. 触诊诊查　检查时可见脊旁肌痉挛，腰椎生理曲度改变。当腰椎做屈伸或侧弯活动时，可见运动过程不均衡，或突然发作绞锁，或在某一体位时特别痛，需要两手扶膝方能起立。触诊可发现 L_4、L_5 或 L_4-S_1 棘突位移，或在站、坐、卧位时棘突排列不一致，脊旁有压痛。患者虽述下肢有麻木，但神经系统检查无痛觉丧失区，亦无营养性肌肉萎缩，无定位性神经根损害征象。

在急性病例常有明显的腰肌痉挛，腰不能活动，一动即痛，压痛点常广泛及模糊。慢性腰痛患者的体征差异和变化甚大，轻者腰部活动不受限或轻度受限，肌痉挛不明显，常在许多特定部位可以找到疼痛，并以此来作出诊断（图39）。

2. 诊断　依据临床症状和体征，结合影像学检查可以作出诊断。

腰痛及腿痛是主要症状。患者可有急性、亚急性和慢性腰痛，腰痛可向臀、大腿后侧放射，但很少波及膝以下，多无定

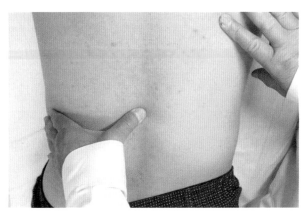

图39　椎间盘源性下腰痛触诊部位和方法

位性的放射性痛。急性发作时，腰痛剧烈，可影响站立及行走，不能坚持弯腰姿势，甚至日常生活中的刷牙、洗头等动作也不能完成，当弯腰到某一部位时，腰部有断裂感，必须直腰休息。患者因疼痛不敢弯腰，并且在腰椎由前屈位转为直立位时突然出现"绞锁"而完全受阻，局部放松后可以缓解。疼痛可为双侧性，但两侧的疼痛可不同，腹压增加如咳嗽、打喷嚏、大便时，不会加剧疼痛。腰痛在卧床或腰椎处于稳定状态时（如直立或合适的坐位），或给予按摩、推拿、理疗等治疗可使腰痛缓解，但易反复发作。

3. 辅助检查

（1）腰椎X线平片：可见椎体边缘呈磨角样，或出现牵拉性骨赘，椎间隙狭窄。小关节、棘突的不对称排列，小关节增生、肥大及半脱位等。左右侧屈时照前后位片，可见左右侧弯度不等，失稳椎体侧移位。过屈过伸时照侧位片，可见失稳椎体向前或向后移位，此种移位可为双向性，即前屈时向前移位，后伸时向后移位；也可仅为单向性，即后伸时也有向前移位；不过比前屈时移位稍轻。

（2）CT检查：椎间隙变窄是由于椎间盘变薄而致。可见椎间盘向外局限性膨出或呈环状弥漫性膨出，致使硬膜外脂肪移位、变形。硬膜囊、神经根均可受压，出现脊髓变性、神经根水肿。另一特征是椎间盘的真空现象，呈低密度影，位于椎间盘的髓核内，它是椎间盘退变的特征性改变。

（3）MRI表现：矢状面上椎间盘变薄，含水量减少，在T2加权像上信号减低或不均匀，纤维环向外膨出，有或无压迫硬膜囊和神经根。轴面上见椎间盘超出椎体的外缘，以外侧明显。

诊断椎间盘退变，首选方法是CT，它能平行于椎间隙扫描，很好地观察纤维环及髓核的改变，其准确程度能达到96%，明显优于传统的X线检查。

4. 鉴别诊断　本病宜与急性腰扭伤、腰肌劳损、棘上韧带和棘间韧带损伤、第3腰椎横突综合征、臀上皮神经损伤、梨状肌综合征等相鉴别。

（1）急性腰扭伤：多发于青壮年，常发生于腰部突发性的活动以后，如弯腰提重物而姿势又不正确，重心离躯干过远；几个人抬重物动作不协调或一人突然失足，腰部活动范围过大等造成腰部软组织过度牵拉或撕裂等。

（2）腰肌劳损：患者常无外伤史，一般认为是经常发生的轻微性损伤逐渐积累所致，也有少数患者是起源于急性腰扭伤。

（3）棘上韧带和棘间韧带损伤：棘上韧带是指附着在胸、腰、骶椎棘突上的韧带。在脊柱屈曲时，棘上韧带处于最外层，最容易被暴力所伤。棘间韧带是棘突之间的韧带，在棘上韧带的深面，其作用为防止脊柱过屈，但由于腰部活动时棘间韧带各层纤维互相摩擦及耗损，日久引起退变，再加上外伤，亦可发生断裂。临床表现为腰痛及棘突间的压痛。

（4）第3腰椎横突综合征：L_3位于5个腰椎的中心，活动度较大，其两侧横突往往亦较粗较长。横突上有腰大肌和腰方肌的起点，并有腹横肌、背阔肌的深部筋膜附着其上。腰部和腹部肌肉强力收缩时，此处受力最大，容易自附着点上撕裂致伤。

（5）臀上皮神经损伤：在下腰痛的患者中，臀上皮神经的损伤占有重要的位置。臀上皮神经为L_1-L_3脊神经后支的外侧支，在髂嵴上方穿过背肌而布于臀部皮肤，在腰部负重，活动尤其是身体左右旋转时易使此神经在髂嵴下方一段受伤，伤后使神经本身及周围的软组织发生充血、肿胀；当弯腰和坐位时背部皮肤紧张，加重了上述变化。

（6）梨状肌综合征：在下腰痛中也占一定的比例。由于此症的患者下肢痛较明显，常与腰椎间盘突出所致的坐骨神经痛相混淆。梨状肌分布于小骨盆的内面，起始于 S_1 的前面，然后通过坐骨大孔进入臀部形成狭细的腱止于股骨大粗隆。梨状肌穿过坐骨大孔时把血管、神经分成两部分，梨状肌上孔中有臀上动静脉和臀上神经，梨状肌下孔有阴部神经、股后侧皮神经、坐骨神经、臀下神经及臀下动静脉。梨状肌的主要功能是使大腿外旋。往往在下肢外展、外旋或蹲位变直立时，会使梨状肌拉长或过牵而损伤。

（四）分层治疗

1. 浅层

（1）梅花针：取阿是穴及其周围、肾俞、腰夹脊穴等。轻叩操作，以局部皮肤红晕为宜。每日或隔日1次治疗。

（2）中药外敷：腰痛散：吴茱萸10g，乌附片10g，肉桂10g，干姜10g，川芎10g，苍术10g，独活10g，威灵仙10g，地鳖虫10g，全虫10g，羌活10g，细辛6g，红花15g，冰片10g，皂角刺9g，上药共为细末，过80目筛，加适量醋和酒外敷腰部，或选腰眼、肾俞、肝俞，每穴用药粉10g，用胶布固定，根据情况更换，1周1个疗程。

（3）中药熨法：青囊散：当归30g，红花30g，骨碎补30g，防风30g，制乳香30g，制没药30g，木瓜30g，川椒30g，白芷30g，透骨草30g，羌活30g，独活30g，川断30g，怀牛膝30g，马钱子30g，干茄根30g，大青盐100g，上药共为细末，用60°烧酒约60g与药末拌匀后，分3份，用麻布袋包装。用时放蒸笼蒸30min，取1袋热熨痛处，3个青囊轮番使用，每次1h，每日2次。可使用1周。本药对腰痛有良效。

2. 中层

（1）毫针治疗：取穴：以肾俞、命门、大杼、后溪、委中为主穴；配用阿是穴、腰阳关、太溪、悬钟、昆仑。每次选3～5穴，每日或隔日针治1次。其中，肾俞、命门、太溪、大杼均用补法，其余穴位用中等刺激。

（2）艾灸疗法：取肾俞、命门、腰阳关、阿是穴等。艾条温和灸，每穴灸10～20min；或艾炷灸每穴5～7壮，每日1次，10天为1个疗程。间隔2～3天行第2个疗程。

3. 深层　封闭治疗：有神经痛者，可行硬膜外或椎旁浸润封闭，亦可对痛点行局部浸润。压痛点的局部封闭，往往能取得良好的效果，但注射的位置必须要准确，包括部位、深度、方向、范围等，否则达不到效果。1个痛点注入醋酸氢化可的松0.5mL + 1%利多卡因2~5mL，最多不应超过3个痛点。每周1次，2~4次为1个疗程，不宜多用，更不宜口服激素类药物。

（五）医案

宁某，男，43岁，职员。

主诉： 右侧下腰部连及右侧臀部、右大腿前侧疼痛半年余。

病史： 患者半年前因劳累导致出现右侧下腰部连及右臀部、右大腿前侧疼痛，疼痛未超过膝关节，呈持续性，性质难以描述，以酸胀痛为主，弯腰、打喷嚏或长时间站立疼痛加重，卧床休息后可缓解，无肢体麻木。夜寐差，纳食可，二便尚调。舌质淡黯，苔白，脉弦滑。

触诊： 右侧大肠俞，右侧环跳压痛（＋）。

查体： 视觉疼痛评分：7分；右侧腰椎L_4/L_5棘突旁轻压痛，右侧臀部压痛明显，双侧直腿抬高试验（－），双侧膝腱反射、跟腱反射减弱，双侧肌力、肌张力正常，病理征未引出。腰椎MRI检查示：腰椎退行性变。

诊断： 中医诊断：腰痛（寒瘀阻络）。西医诊断：椎间盘源性下腰痛。

辨证：寒瘀之邪侵袭督脉、足太阳膀胱经、足阳明胃经，经气受阻所致。

治疗：首先嘱患者俯卧位，取腰部夹脊穴、腰阳关、肾俞、大肠俞、关元俞、环跳穴，常规消毒后予以毫针针刺，平补平泻；针刺治疗结束后，再取双侧肾俞、大肠俞、关元俞，予以甲钴胺注射液穴位注射治疗，五天为一个疗程，休息两天；另外，在非针灸治疗日，予以针刀治疗1次。针刀具体操作：以病变椎间盘上下腰椎棘突间隙中点左右各旁开2cm作为进针点。常规皮肤消毒，术者左手拇指触压并固定进针点，1%利多卡因局部浸润麻醉。然后术者右手执刀，左手固定病变部位的两侧，刀口线与肌肉肌腱的走行方向一致，进针达关节突关节韧带，纵疏横剥2～3刀，松解关节囊，并将针刀向外上缘移动，有落空感时，即到达关节突关节外上缘及横突上缘的交点，松解2～3次后出针刀。最后针眼处创可贴覆盖。该患者共计治疗1周时间，痊愈后出院。

（六）按语

对疼痛不甚严重、发病时间短者可进行保守治疗，如卧床、理疗、牵引、服用非类固醇类抗炎药及神经阻滞术等。

对于椎间盘切除术，有研究表明，单纯椎间盘切除有时也不能完全解除症状，于是，有研究者主张进行椎间盘内激素疗法。近年来，采用射频技术在精确的温度控制下可达到灭活窦椎神经末梢的目的，远期随访结果显示，60%～70%的患者满意。

治疗慢性腰痛最重要的方法还是锻炼背肌。加强肌肉的力量，以减轻对韧带、筋膜及脊椎后关节的负重，所以太极拳、练功十八法、腰背肌医疗体操以及气功等均是良好的方法，对于支架及腰围等辅助措施，在急性期可以短期应用，如长期佩戴可使腰肌进一步萎缩，所以是不适当的。

第五节

上肢部痛症的分层诊断与治疗

一、肱骨外上髁炎

肱骨外上髁炎又称"网球肘"，桡侧伸腕肌腱劳损，或伸腕肌腱附着点扭伤、肱桡滑囊炎，又可称为肱骨外上髁症候群。由于急性、慢性损伤造成肱骨外上髁周围软组织的创伤性无菌性炎症。属于中医"伤筋""筋痹""肘劳"范畴。

（一）病理学基础

肱骨下端两侧之隆起部为内、外上髁，内上髁为前臂屈肌总腱附着部，外上髁为前臂伸肌总腱附着部。此处是肱桡肌、桡侧腕长伸肌、桡侧腕短伸肌、指总伸肌、小指固有伸肌、尺侧腕伸肌、旋后肌的起点。

本病的发生可因急性扭伤或拉伤引起，但临床上多见于慢性劳损。因慢性劳损性炎性变导致肌肉痉挛，挤压肌肉间走行的血管神经束及桡神经的关节支，产生无菌性炎症而疼痛。也有人认为，压痛的原因是伸肌总腱起点内部一处或多处撕裂或重复扭伤而引起的筋膜炎。中医认为是由于气血虚弱，风寒湿邪瘀阻经筋，流注关节引起的，属于劳损病变。

主要病理表现为腱纤维的肱骨外上髁部发生撕裂、出血，形成骨膜下血肿，继而机化、骨化，导致骨膜炎，产生肱骨外上髁骨质增生（多呈锐边或结节状）。病理组织切片检查，为透明样变性缺血，故又称缺血性炎症。有时伴有关节囊撕裂，关节滑膜因长期受肌肉的牵拉刺激，而增生变厚。伸肌腱附着点发生撕裂，环状韧带的创伤性炎症或纤维组织炎，肱桡关节与伸肌总腱滑囊炎，肱桡关节滑膜被肱骨与桡骨小头嵌挤引起的炎症，亦可发生肱桡韧带松弛、桡尺近端关节轻度分离，致桡骨小头脱位。这些病理上的变化，可引起肌肉痉挛，局部疼痛或沿伸腕肌向前臂放射性窜痛。

（二）临床症状与特点

与职业有密切关系，特别是发生于经常做旋转前臂和伸屈肘、腕关节的劳动者。多为家庭妇女、木工、砖瓦工、钳工、水电工、运动员。主要临床表现：

（1）肘关节外侧疼痛，旋前时加重。尤其在旋转背伸、提、拉、端、推等动作时更为剧烈，同时沿伸腕肌向下放射。初期常感觉伤肢疼痛乏力，逐渐发生肘外侧疼痛，多随运动量的增加而加重。在重复损伤动作时，疼痛亦加重（其疼痛性质为酸痛或刺痛）。

（2）劳累后加重，休息后缓解。

（3）局部无红肿，肘关节伸屈不受影响，前臂旋转及握物无力、疼痛，如提热水瓶、扭毛巾、甚至扫地等动作时均感到疼痛乏力，甚至持物坠落。严重者，夜间疼痛。但在静息时，疼痛减轻或无症状。有少数患者在阴雨天时自觉疼痛加重。

（三）诊断与鉴别诊断

1. 触诊诊查　李玉堂教授常用肱骨外上髁炎触诊腧穴和部位有：肱骨外上髁、肱骨外上髁后外侧、肱桡关节间隙、桡骨小头及桡骨颈外缘，可触摸到明显的压痛点，亦可触及前臂上段桡侧的筋肉组织轻度肿胀、压痛或僵硬感。有时可在肱骨

图40　肱骨外上髁炎触诊部位和方法

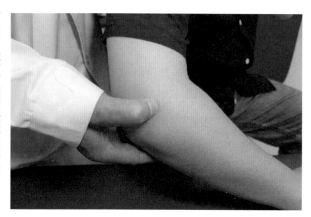

外上髁处摸到骨质增生的锐利边缘，压痛甚剧（图40）。

2. 诊断　主要依据临床症状、体征和触诊检查进行。必要时除外诊断。

3. 辅助检查　Mills试验阳性：前臂稍弯曲，手半握拳，腕关节尽量屈曲，然后将前臂完全旋前，再将肘伸直。如在肘伸直时，肱桡关节的外侧发生疼痛者，即为阳性。

伸肌抗阻力试验阳性：患者握拳屈腕，检查者以手按压患者手背，令患者抗阻力伸腕，如肘外侧疼痛者为阳性。

X线检查通常正常，偶可显示骨膜不规则，或骨膜外有少量钙化点出现。

（四）分层治疗

肱骨外上髁炎是针灸治疗最有效病种之一。早期：疼痛较剧，针灸有消除水肿、止痛等作用，但应当以浅刺、轻手法为主，辅以灸法疗效更佳。中后期疼痛虽轻，病久血瘀，瘀血阻于经络，当以重手法大力捻转，甚则滞针。可辅以电针治疗，亦可刺络拔罐，但疗效与病程成反比，病程越短疗效越佳，可佐以扶正取穴。久治不效者，可以小针刀治疗。

1. 浅层

（1）艾条温和灸：治疗时，患者取坐位，患肘成90°平放于桌面上，由医护人员或患者自己用健侧手，以持笔状拿着点燃的艾条，对准阿是穴处。艾条点燃端与施灸局部皮肤的距离以5～10cm为佳，以局部皮肤温热、泛红但不致烫伤为度。施灸时，由内向外顺时针旋转灸15～30min。

（2）膏药治疗：由于膏药具有较高的稠度，故而其具备有效成分含量高、析出速度缓慢、作用长期持久。膏贴可以修复受损、消炎止痛、理气行血、通络除痹。其药物能在患处局部形成较高药物浓度。有效刺激局部神经回路，促进血液循环，改善周围组织营养，令气能载血，血能荣筋，肌肉筋骨皆得以濡养。

（3）浮针疗法：针尖直对局部痛点，距痛点6～10cm处进针。避开皮肤上的瘢痕、结节、破损等处，尽量避开浅表血管。右手持针，左手拇食指挟持辅助针身，使针体与皮肤成15°～20°刺入，略达肌层，再退于皮下，放倒针身后沿皮下向前推进，推进时稍稍提起，使针尖勿深入。进行扇形运针，运针30秒到1min，使患者局部痛觉明显减轻。运针完毕，抽出针芯，用胶布固定留于皮下的软套管，在进针点处，用创可贴贴住，以防感染。每3天一次，5次为一疗程。

2. 中层

（1）毫针刺法：取痛点及周围取穴，有明显气血瘀阻证者循经远道取手阳明大肠经原穴合谷，具有疏风止痛、通络开窍之功，有良好的镇痛作用。针刺合谷穴，以麻胀针感向腕关节、肘关节方向传导为好，留针30min，每日一次，7~10次为一疗程。也可用梅花针叩打患处，再加拔火罐，3~4天一次。

（2）火针治疗：用直径0.34mm、1寸长毫针，在火焰上烧至通红，以"准""快"为原则，以痛为腧，迅速刺入，深度0.2~0.5cm，不留针，在其周围同法连续进针3~5下。

3. 深层

（1）针刀治疗：坐位，肘关节屈曲90°，平放于治疗台上，或仰卧位，肘关节屈曲90度置于胸前。皮肤常规消毒，术者戴口罩帽子、无菌手套，铺无菌巾。针刀操作：①肱骨外上髁骨突点：刀口线与臂纵轴平行，针刀体与外上髁皮面垂直刺入，直达骨面切开剥离后，再纵行疏通，然后使针刀体与骨面成45°左右行横行铲剥，使刀刃紧贴骨面剥开骨突周围软组织粘连。

②肱骨外上髁上方桡侧凹陷点（即肱桡肌、肱肌与肱三头肌内侧头肌膜之间的粘连点）：刀口线与肱骨纵轴平行，针刀体与皮面垂直刺入直达骨面，行纵行疏通，横行剥离。③肱骨外上髁骨突桡侧凹陷点（即旋前圆肌在外上髁骨面的起点）：刀口线与前臂纵轴平行，针刀体与皮面内侧成75°刺入达骨面，行纵行疏通，横行剥离。④肱骨外上髁骨突尺侧凹陷点（即外上髁与尺骨鹰嘴之间的凹陷处）：刀口线与前臂纵轴平行，针刀体与前臂外侧皮面成75°刺入达骨面，行纵行疏通，横行剥离。⑤肱骨外上髁后外侧下方凹陷点（即肘肌覆盖桡骨头处）：刀口线与前臂纵轴平行，针刀体与皮面垂直刺入直达骨面，稍提起针刀，行纵行疏通，横行剥离，不可损伤桡骨头软骨面。根据病情需要，选择1～3个点进行治疗。术毕，针眼贴创可贴。

（2）穴位注射：当归注射液、川芎嗪注射液或丹参注射液1ml注射于曲池穴，隔日一次。

（3）封闭治疗：取醋酸强的松龙或醋酸氢化可的松12.5mg，加2%利多卡因2ml混合液3ml备用，让患者曲肘90°，在肱骨外上髁处找到明显压痛点，局部彻底消毒后，选用7号针头准确插入痛点处，垂直进针达骨膜患者有明显酸胀感后，将上述混合液先行推注0.5ml再将针头退出约0.5mm，注入封闭液1.5ml。然后再调转针头方向准确插入肱骨下端内上侧痛点，注入余下的1ml药液，然后轻揉5~6次，让药液充分弥散到肱骨外上髁肌筋膜内，按压注药点，待药物吸收后医者另一手可握住患肢腕部做肘关节的被动屈曲，以上动作反复8~10次后并快速屈伸患肘，在无痛条件下，使粘连组织松解，改善血液循环，加速组织修复，达利关节。一般7天封闭1次，1次为1个疗程，个别未愈者可进行第2个疗程。

视频07

李玉堂教授
诊治肱骨外上髁

（五）医案

赵某，女，54岁，教师。

主诉： 右肘痛2月余。

病史： 2017年5月出现右肘痛，自行贴膏药、药油等均未能减轻。前来就诊。刻下：右肘痛，不能发力，拧毛巾困难，影响日常生活、工作。

查体：右肘肱骨外上髁压痛，Mills试验阳性。

诊断：网球肘。

治疗：循手阳明经筋肘部上下寻及筋结点，纵向平刺，当即验效，肘痛减轻七成。

2018年9月7日二诊：肘痛减轻，能发力了，但屈肘时仍有疼痛。循筋纵向平刺，当即活动验效，屈肘时诱发的肘痛基本消失，Mills试验阴性。留针20min。

（六）按语

网球肘的造成通常都是过度使用、重复伤害肘部伸肌而疼痛。起初会感觉肘部外侧疼痛和前臂酸痛，此时会让患手休息几天、几周、几个月（最多），以为不会再疼痛，到后来发现肌肉力量下降且更痛，才下决心来就诊。往往因拖一段时间才治疗，错过物理治疗黄金期，所以所需治疗时间也相对拉长，此时须请患者多花点时间、耐心、毅力来接受治疗。

二、桡骨茎突狭窄性腱鞘炎

桡骨茎突部狭窄性腱鞘炎为临床常见疾病，主要由于桡骨茎突部腱鞘损伤而发生纤维变化，引起鞘管狭窄，肌腱在鞘管内活动受限制，因此称为狭窄性腱鞘炎，又因桡骨茎突部为拇长展肌腱和拇短伸肌腱的共同腱鞘，故又称拇短伸肌和拇长展肌狭窄性腱鞘炎。

（一）病理学基础

拇短伸肌和拇长展肌起于前臂骨间膜和桡骨干，通过桡骨茎突旁的浅沟，拇短伸肌止于拇指近节指骨茎底部，拇长展肌止于第一掌骨基底部。桡骨下端茎突部的腱沟内不平滑，沟的浅面有腕背侧韧带覆盖，形成骨性纤维管。拇短伸肌和拇长展肌同一个腱鞘，长7～8cm。腱鞘分内外两层，内层与肌腱紧密黏附，外层通过滑液腔与内层分开，在两端内外两层相互移行，构成封闭的腔隙，内外两层之间有滑液，以防止或减少肌腱活动时的摩擦。腱鞘有保护肌腱，免受骨骼和其他组织的摩擦及压迫。肌腱出骨性纤维管以后，有105°的角度折向止点（此角度女性较大）。在作拇指内收握拳尺偏时，此角度更为加大。

腱鞘由于损伤性炎性，水肿，并逐渐增厚，而使腔道更狭窄，严重者在鞘内滑动的肌腱也可变细，但其上下端则稍可变粗形如葫芦状，甚至会发生肌腱纤维的磨损或裂断。当肌腱肿胀后，鞘内的张力增加，即产生疼痛及功能障碍，称为狭窄性腱鞘炎。多发生于腕部经常向尺侧或桡侧屈曲时使用手指握力或做快速动作之人员，多为慢性职业性疾患，如包装工人、制鞋工人、钢板誊写员、家庭妇女及产妇多抱小孩后。早期肌腱发生水肿，以后因受挤压而逐渐变细，但其上下两端可增粗，甚至发生肌腱纤维的磨损或撕裂。个别病例偶可发生桡骨茎突部骨膜炎，出现局部增生或硬结。

（二）临床症状与特点

人们在日常生产活动中，任何需要持续外展拇指的操作，如抱小孩、拧洗衣服、包装等经常持久的操作，使肌腱在狭窄的腱鞘内不断地运动摩擦，可以引起腱鞘的损伤性炎症。主要临床表现：

无明显急性外伤史，但有引起慢性损伤的病史。主诉腕部桡侧及拇指周围疼痛，腕部无力，腕部的活动也有不等程度的限制，在桡骨茎突处有明显压痛点，或有轻度肿胀，有时甚至有较硬的颗粒样突出，疼痛或可放射至手、前臂。

拇指主动内收与外展，或腕部外展，均可引起疼痛。如使患者拇指内收握拳，腕向尺侧偏屈，引起腱鞘部的紧张，压力增加，可引起剧痛。

图41　桡骨茎突部狭窄性腱鞘炎触诊部位和方法

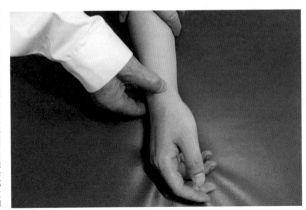

　　发生疼痛之原因，是伸拇短肌及外展拇长肌因握拳而紧张，若再向尺侧倾斜，则紧张更甚，与肌腱之摩擦也更剧。但如将拇指不屈于掌内而在掌外，则手向尺侧倾斜时，有时疼痛就不明显。

（三）诊断与鉴别诊断

　　1. 触诊诊查　检查可见桡骨茎突部轻度肿胀、压痛明显，皮下可触及与软骨相似的豆状（似黄豆或绿豆状）硬结。严重病例，拇指外展和背伸时，能触及摩擦音，个别病例亦可出现弹响声（图41）。

　　2. 诊断　主要依据病史、临床症状和特点、触诊诊查进行。必要时除外诊断。

　　3. 辅助检查　握拳尺偏试验阳性。X线检查一般正常。

（四）分层治疗

采用李玉堂教授三层立体止痛法，浅层采用膏药外敷、浮针扫散为主；中层运用毫针调气为主；深层予以针刀松解为主。具体方案如下：

1. 浅层

（1）膏药外敷：用李玉堂教授家传秘方组成配方，药物组成：制川乌，制草乌，延胡索，天南星，姜黄，桃仁，红花，乳香，没药，陈皮，伸筋草，雷公藤，当归，冰片等。以上药物研为细末，医用凡士林加热均匀为膏后备用。后将0.5cm左右厚度软膏敷贴于患处，绷带固定，2~3天换药1次，3次为1疗程。

（2）浮针扫散：首先确定进针点：在桡骨茎突局部触诊出压痛点（触摸时感觉有条索），即肌筋膜触发点，进针点可在MTrP上方3~5cm处由上向下进针，亦可在MTrP下方3~5cm处由下向上进针。具体操作：①患者端坐，患手置于桌上，依据患者症状和局部皮肤情况选取合适的进针点，常规消毒施术者手指和进针点皮肤后进针；②针身与皮肤约15°~25°快速破入皮下，稍提针尖并沿皮下疏松结缔组织推行，针尖朝向MTrP，至软管埋入皮下且皮肤可见线状隆起；③接着以拇指为支点，持针柄左右摇摆做扫散运动，速度约100次/min，待疼痛消失或明显减轻后，抽出针芯，予医用胶布固定，留置6～8h后拔出；④再灌注操作：在浮针扫散的同时，术者另一手握住患者患手，用一定力量向患手尺侧施加压力，同时嘱患者用一定力量进行对抗，持续约10s，视情况重复操作2～3次。

（3）隔药饼灸：药饼制备：将细辛20g、延胡索20g、白芥子10g、甘遂10g打粉，以2：2：1：1的比例用20%的酒精调制成直径约2cm，厚度约1cm的圆形药饼，现做现用。在病灶处直接放置事先做好的药饼，在药饼上放置圆锥形艾炷（直径1.5cm，高3cm），连续施灸2壮。隔日治疗1次，连续治疗7次。

2. 中层

（1）毫针刺法：患侧取穴，以阳溪为主穴，配穴：手三里、列缺。嘱受试者仰卧床上，术者于患侧取所要操作的穴位，用75%医用酒精常规消毒，再选用0.3mm×25mm的毫针进针，得气后留针20min，每两天一次，共治疗3次为1个疗程。

（2）毫火针：用毫火针留针治疗，患者取坐位，患侧前臂外展，肘关节屈曲约90°，令其手腕桡侧向上，尺侧下方垫一软枕，以局部最痛点为阿是穴，用拇指掐"＋"字做标记，用75%医用酒精常规消毒，选取汉医牌规格为0.30mm×25mm的一次性无菌针灸针1支，右手拇食二指夹持针柄，左手持点燃的酒精灯靠近穴位，用外焰将针身烧红，后迅速将针斜行刺入

（注意避开周围血管及神经），深度3～5分，根据不同患者体型调整，以达到皮下筋膜层为度，后留针20min，出针后用无菌干棉球按压针孔片刻，并在局部涂抹一层跌打万花油（减少火针治疗后不适感），最后于针孔处覆盖创可贴。嘱患者治疗当天针刺处应避水避风，若有发红瘙痒，属正常现象，勿搔抓。每周治疗1次，连续3次为1个疗程。

3. 深层

针刀治疗：术前触诊压痛最明显处做标记。治疗时取坐位，患手放在手术台上，嘱患者轻轻握拳，腕垫薄枕，常规消毒铺巾，2%利多卡因1ml＋生理盐水1ml混匀后进行局麻，术者左手拇指按住标记处，右手持刀自桡骨茎突偏桡侧茎突近端垂直刺入皮下，针刀触及腱鞘表面后注意稍后退刀，勿使其深至骨面，调整刀柄方向使其与桡骨平行，沿肌腱走行方向由近及远进行纵向切割2～3下，再向近端推进进行左右剥离，直至阻力感消失，患者拇指活动自如，即为治疗成功，将针刀退出。用无菌纱布压迫伤口3～5min后用输液贴覆盖伤口，嘱患者1天内患处不接触水，3天内注意保持伤口清洁，减少手腕和拇指的活动，7天后复诊。

（五）病案

崔某，女，52岁，职员。

因反复左侧桡骨茎突部疼痛1年余，加重1周就诊。

患者1年前无明显诱因出现右侧桡骨茎突部局限性疼痛，有时可放散至手和肘部，活动腕部及拇指时疼痛加重，曾在多家医院就诊，诊断为"桡骨茎突狭窄性腱鞘炎"，行封闭治疗后疼痛可缓解。近1周来，上述症状频繁发作，疼痛持续时间延长。患者既往无"风湿性或类风湿关节炎、局部炎性感染、神经损伤"等疾病史。查体：T36.8℃，R18次/min，HR72次/min，BP125/80mmHg。轻度活动左侧桡骨茎突部出现局限性疼痛，在桡骨茎突部有明显压痛，握拳尺偏试验阳性，X线检查无明显阳性征象，无深浅感觉异常，肌力及腱反射均正常。诊断为"桡骨茎突狭窄性腱鞘炎"。

我科采用李玉堂教授"三层立体止痛法"治疗桡骨茎突狭窄性腱鞘炎，具体操作：患者采取舒适体位，患侧清洁后，先进行浮针扫散，具体方案：在桡骨茎突局部触诊出压痛点（触摸时感觉有条索），即肌筋膜触发点，进针点可在MTrP上方3～5cm处由上向下进针，持针柄左右摇摆做扫散运动，速度约100次/min，结合再灌注操作：在浮针扫散的同时，术者另一手握住患者患手，用一定力量向患手尺侧施加压力，同时嘱患者用一定力量进行对抗，持续约10s，视情况重复操作2～3次。待疼痛消失或明显减轻后，抽出针芯，予医用胶布固定，6小时左右取下，隔天治疗1次；在非浮针治疗日，采用毫针治疗，取穴阳溪、手三里、列缺。常规针刺，结合痛点隔药饼灸，共计治疗4天，患者左侧桡骨茎突疼痛基本缓解。最后，在患者桡骨茎突疼痛处贴药膏1付巩固治疗。随访1年，患者疼痛未再发作。

（六）按语

桡骨茎突狭窄性腱鞘炎是针灸科的常见病。此病可发生于任何年龄，特别是女性患者居多，男女比例约1:6，好发于从事手指和腕部工作的人。手的任何用力动作都涉及拇短伸肌和拇长展肌的收缩，动作频率高而用力幅度大，也是此处腱鞘炎的好发因素。主要表现为桡骨茎突部局限性疼痛，可放射至手、肘或肩、臂，活动腕部或拇指时疼痛加重。本病也可能与体内激素水平变化有关，严重影响患者生活和工作。该病往往反复发作，严重影响患者生活质量。总结李玉堂教授治疗经验，根据该病发病特点，在浅中层施治，采用浮针-毫针-艾灸-膏药序贯治疗方案，提高了治疗效果，同时复发率降低。值得临床进一步研究推广。

第六节

其他痛症的分层诊断与治疗

一、带状疱疹后遗神经痛

带状疱疹是由水痘–带状疱疹病毒引起的急性感染性皮肤病。被此病毒感染后，发生水痘。部分患者被感染后成为带病毒者而不发生症状。由于病毒具有亲神经性，感染后可长期潜伏于脊髓神经后根神经节的神经元内，当抵抗力低下或劳累、感染、感冒时，病毒可再次生长繁殖，并沿神经纤维移至皮肤，使受侵犯的神经和皮肤产生强烈的炎症。皮疹一般有单侧性和按神经节段分布的特点，由集簇性的疱疹组成，并伴有疼痛；年龄愈大，神经痛愈重。本病好发于成人，春秋季节多见。发病率随年龄增大显著上升。

（一）病理学基础

带状疱疹后遗的神经痛是一种非常抗药的神经痛。水痘－带状疱疹病毒可长期潜伏在脊髓后根神经节或者脑神经感觉神经节内。当机体受到某种刺激（如劳累、情绪打击、创伤、恶性肿瘤或病后虚弱等）抵抗力下降时，潜伏病毒被激活复苏，并大量复制，导致外周神经纤维出现大量坏死，受累神经发生炎症，产生神经痛。同时病毒沿感觉神经轴索下行到达该神经所支配区域的皮肤内复制产生水疱。

从病理角度看，在光学显微镜下，带状疱疹神经痛患者病变神经节的细胞减少、胶原沉着、瘢痕形成。从电生理角度看，与感觉神经的脱髓鞘及瘢痕形成有关，损伤的外周传入纤维的异位放电，受损神经的背根节细胞膜完整性遭到破坏，导致其跨膜离子通道的组成、分布和功能特性发生变化，从而产生异常的电冲动，传向脊髓形成自发性疼痛。

（二）临床症状与特点

带状疱疹神经痛患者有的有乏力、低热等前驱症状，有的则不明显。疱疹及后遗疼痛的好发部位依次为肋间神经、颈神经、三叉神经和腰骶神经支配区域。患处皮肤自觉烧灼感或者神经痛，触之有明显的痛觉敏感，持续1~3天，患处常首先出现潮红斑，很快出现粟粒至黄豆大小的丘疹，簇状分布而不融合，然后迅速变为水疱，疱壁紧张发亮，疱液澄清，外周绕以红晕，各簇水疱群间皮肤正常。疱疹或皮损沿某一周围神经呈带状排列，多发生在身体的一侧，一般不超过正中线。

神经痛是本病特征之一，可在发病前或伴随皮损出现，老年患者常较为剧烈。病程一般2~3周，水疱干涸、结痂脱落后留有暂时性淡红斑或色素沉着。

病毒侵犯三叉神经眼支，多见于中老年人，疼痛剧烈，可累及角膜形成溃疡性角膜炎；病毒侵犯面神经及听神经可以表现为外耳道或鼓膜疱疹，如膝状神经节受累同时侵犯面神经的运动和感觉神经纤维时，可出现面瘫、耳痛及外耳道疱疹三联征，称为Ramsay-Hunt综合征。

带状疱疹常伴有神经痛，多在皮损完全消退后或者1个月内消失，少数患者神经痛可持续超过1个月以上，称为带状疱疹后遗神经痛。

（三）诊断与鉴别诊断

1. 体格检查　皮损多为绿豆大小的水疱，簇集成群，疱壁较紧张，基底色红，常单侧分布，排列成带状。严重者，皮损可表现为出血性，或可见坏疽性损害。皮损发于头面部者，病情往往较重。皮疹出现前，常先有皮肤刺痛或灼热感，可伴有周身轻度不适、发热。自觉疼痛明显，可有难以忍受的剧痛或皮疹消退后遗疼痛。

2. 诊断　主要依据病史、临床症状和体征进行。

3. 辅助检查　血清学检查对确诊有意义，应用抗VZV的特异性血清进行免疫荧光检查，可测到病变细胞内的VZV抗原，有助于快速诊断。

必要时可以进行疱浆涂片检查：组织病理学可显示神经节有炎症细胞浸润、出血及变性，表皮与真皮附近有水疱形成，疱壁细胞发生肿胀变性以及水疱下有淋巴细胞、成纤维细胞、多核白细胞、浆细胞和单核细胞浸润，细胞核内可见带状疱疹的包涵体等。

（四）分层治疗

1. 浅层

（1）毫针围刺：局部消毒，沿疱疹分布带的边缘呈包围状浅刺，下针数量要多，每两针间相隔2～3cm，针刺角度以针身与皮肤表面成150°夹角由外向内刺入为宜。远端取穴可选针刺支沟、阳陵泉以清热泻火。可配合远红外线治疗。每次治疗30～60min，每日治疗一次，如疱疹疼痛严重，每日可治疗两次。

（2）梅花针点刺：局部严格消毒，在疱疹区域叩刺，如疱疹在颈及胸腹部，再沿疼痛节段脊神经出行区域和相对应的夹脊穴进行叩刺，每叩刺一针之间的距离在0.3～1.0cm之间，叩刺以皮肤局部潮红或有少量出血点为宜，叩刺同时配合使用远红外线治疗。一般每日叩刺一次，连续治疗7～10日为一个疗程。

（3）刺络拔罐：在疱疹区域，用75%酒精棉球消毒皮肤，先用梅花针或三棱针快速点刺，以皮肤红润稍有渗血为好。将火罐迅速拔在刺血部位，火罐吸着后，留置时精心观察有少量出血，一般每次留罐15min，血少可时间稍长，血多即刻取罐。起罐后，用消毒纱布擦净血迹，每次吸出的血不可太多。

（4）艾灸疗法：灸法治疗带状疱疹的方法较多，可以采用：①用艾条在疱疹上方间接灸。②在疱疹表面隔姜灸。③直接在疱疹皮损部位麦粒灸。

2. 中深层

（1）夹脊针刺：选取疼痛节段相对应的夹脊穴，严格消毒，针具选用5cm（1.5寸）长毫针，针尖向着脊椎方向与椎体约成75°，刺入椎体下方，根据患者的胖瘦刺入约1寸，行捻转手法，使针感沿肋间或脊椎传导。留针30min。

（2）刺拇指节穴：双侧拇指节穴消毒后，用三棱针于穴位处点刺，挤出2~3滴血；然后将带状疱疹周围消毒干净，选用30号1.5寸针，于疱疹周围向疱疹中心平刺，每3~4cm刺入一根针。轻度捻转，留针0.5小时，如疼痛较重，可适当延长留针时间。中间行针一到两次。

（3）火针治疗：将疱疹区域严格消毒，左手持浸有95%酒精棉球的止血钳，点燃后，右手持粗火针，将针尖、针体在火焰上烧红或烧至发白，对准疱疹皮损部位，快速刺入，刺入深度以刺破疱疹或达到疱疹的基底部为度，不可太深，特别是胸背部更不可刺入太深。火针治疗后，可以配合局部拔罐。

（4）电针治疗：选取同侧的外关、合谷、阳陵泉、足临泣、太冲等穴电针治疗，可以同时进行阿是穴围针，针刺后配合电针施治。

（5）穴位注射：选取疼痛节段相对应的夹脊穴和皮损部位的阿是穴，用10ml空针管抽取维生素B_{12}注射液1mg、盐酸利多卡因注射液5ml、地塞米松注射液5mg，每穴注射两

1.5ml，一日一次，十日为一疗程。夹脊穴进针深度为1.5cm，阿是穴进针深度视疱疹部位不同而定，特别是面部和胸背部不能进针太深。

视频08

李玉堂教授
诊治带状疱疹

（五）病案

叶某，男，58岁，机关干部。

患者9月3日轻度发热，体倦乏力，按感冒治疗未见好转。9月5日右胸部出现数块不规则的小红斑，并有灼痛。9月6日晨起发现右侧胸背部出现大面积疱疹，疼痛剧烈，急来诊治。检查发现：右侧胸背部沿第3～6肋骨分布范围内大面积成粟粒状颗粒，有的起疱，皮肤表面疼痛过敏。给予针刺双侧拇指节穴，挤出少许紫血，并于疱疹周围行围针平刺。第一次留针约1小时，中间行针两次，针后患者胸背部疼痛明显减轻。第二天就诊时发现有部分疱疹已干燥结痂，共治疗5次，疱疹全部结痂，疼痛基本消失。

（六）按语

带状疱疹为针灸科常见疾病，李老认为本病的发生主要与正虚，感受外邪有关，正气虚弱，气血不足，筋脉失养，故不荣则痛；长期伏案，劳损过度，伤及筋脉，项部气血瘀滞，或感受风寒湿等外邪，经络痹阻，气血不通，故不通则痛。治疗时根据疱疹部位不同，分别采用毫针围刺、夹脊针针刺，可以针后加罐，刺络出血，另外，刺拇指节穴为李老经验取穴，临床效果颇佳，总之，多种治疗手段综合应用可以明显提高疗效。

二、皮肌炎

皮肌炎可能是自身免疫系统紊乱引起一种主要累及横纹肌，以淋巴细胞浸润为主的非化脓性炎症病变，可伴有或不伴有多种皮肤损害。临床上以对称性肢带肌、颈肌及咽肌无力为特征，常累及多种脏器，亦可伴发肿瘤和其他结缔组织病。因其发病机制尚不明确，所以又叫特发性肌炎，1975年Bohan和

Peter提出了皮肌炎的分类标准沿用至今，其诊断标准已有100余年历史，其国外发病率为（5～9.3）/10万，国内发病率未见文献。

（一）病理学基础

现在皮肌炎发病机制尚不明确，但目前绝大多数专家共识：现在皮肌炎发病机制是患者在有遗传学易感基因的基础上，由于外界环境因素或者免疫应答引起，并可伴有其他自身免疫系统疾病。有研究表明95%的皮肌炎患者抗核抗体阳性。也有部分专家认为皮肌炎是发病，并不能排除病毒感染因素，比如：柯萨奇病毒、流行性腮腺炎病毒等。

（二）临床症状与特点

依据皮肌炎累及组织的深浅，主要临床表现：

（1）浅层主要由特异性皮损、相对特异性皮损以及非特异性皮损构成，其中特异性皮损主要有：①双上眼睑及颜面部黯紫红色水肿性斑疹，伴有面部火烧样疼痛，瘙痒或者紧绷。主要特征为粉红色和紫罗兰色斑疹或者斑片，在红斑上可见针头大小色素沉积。②恶性红斑，皮损广泛，严重伴有鳞屑，波及头面、耳后、四肢及躯干。大片皮疹为火红色或者棕褐色。皮损部分可见变异的毛细血管扩张呈树枝状，团块状。③Gottron征伴Gottron丘疹。Gottron征是指各个关节面包括手指各个关节、踝关节、腕关节、膝关节等出现黯紫色红色丘疹或者斑疹，一般皮损位于骨关节骨隆突出处。

相对特异皮损有：①技工手：手如长期劳动技工，局部增厚苔藓样变，手掌和侧面有深色纹路。②披肩皮损：皮损如围围巾样环绕颈部，皮损早期呈红色后期有色素沉积。③V字皮损，皮损在胸前为主，呈V字分布，皮损早期呈红色后期有色素沉积。

非特异性皮损有：脱发、白癜风样斑块、黑变样疹、毛细血管扩张、甲小皮增生、鳞屑性红斑等。

（2）中层主要有：①坏死性血管炎：坏死性血管炎多见于关节面多继发于Gottron征，可能出现溃疡，不易愈合，甚至出现干性坏疽。②肌肉炎症：一般患者先有皮损表现，后有肌肉损害，肌肉损害一般四肢近端肌群先发病，后波及全部肌群。主要表现为：乏力、吞咽困难、声音嘶哑、发音困难，甚至行走、呼吸乏力等。

（3）深层主要有：①肾脏：一般皮肌炎极少波及肾脏，但有文献报道患者有蛋白尿及肾病综合征。②心脏：最常见心律失常、也可发作传导阻滞。后期炎症波及心肌导致心肌炎，心肌纤维化，并发心力衰竭是皮肌炎死亡的重要原因之一。③肺部：由皮肌炎引起，因呼吸肌炎症呼吸无力，排痰困难，容易发作并发肺部感染，反复肺部感染加重肺部纤维化、皮肌炎加重、呼吸肌进一步无力等恶性循环，是皮肌炎主要死亡原因之一。

（三）诊断与鉴别诊断

1. **临床诊断**　现在皮肌炎的诊断标准并不统一，目前使用人数较多的是Bohan和Peter提出诊断标准。即：①对称性近端肌无力在数周至数月内，对称性肢带肌和颈屈肌进行性肌无力，可有吞咽困难或呼吸肌受累。②典型肌活检异常：肌纤维变性、坏死，细胞吞噬、再生、嗜碱变性，核膜变大，核仁明显，筋膜周围结构萎缩，纤维大小不一，伴炎性渗出。③血清肌酶升高：血清骨骼肌酶升高，如CK、ALD、AST、ALT和LDH。④典型肌电图异常：肌电图有三联征改变，即时限短、低波幅多相运动电位；纤颤电位，正锐波；插入性激惹和奇异的高频放电。⑤特异性皮肌炎皮损：双上眼睑黯紫红色水肿性斑疹，Gottron征。确诊皮肌炎，需具备皮损和其他3条；确诊多发性肌炎，除皮疹外，需具备1~4条。

2. **实验室检查**　皮肌炎的诊断，还依赖于实验室检查。

主要有：

（1）血免疫学检查：IgG、IgA、IgM、免疫复合物以及a2和Y球蛋白可增高。补体C3、C4可减少。

（2）血常规：可见白细胞数正常或降低。

（3）血沉检查：2/3患者可有血沉增快。

（4）肌红蛋白的测定：大部分肌炎患者均有血清肌红蛋白升高，且其波动与病情平行，有时其改变出现在CK改变之前，但特异性较差。

（5）抗体检查：①只在炎性肌病中出现的肌炎特异性自身抗体；②常出现在炎性肌病中但对皮肌炎无特异性的自身抗体；③在皮肌炎和其他疾病重叠的综合征中出现的自身抗体。如伴发SLE者可检出抗rRNP及抗Sm抗体，伴发系统性硬化症者可检出抗Scl-70抗体，伴发干燥综合征者可检出抗SSA和抗SSB抗体。此外还可检出抗肌红蛋白抗体、类风湿因子、抗肌球蛋白抗体、抗肌钙蛋白、原肌球蛋白抗体等非特异性抗体。

（6）酶谱检查：血清中肌肉来源的酶可增高，其由高到低依次为肌酸激酶（CK）、醛缩酶（ALD）、天冬氨酸转氨酶（AST）、丙氨酸转氨酶（ALT）、乳酸脱氢酶（LDH）等。

（7）肌电图检查：典型的改变包括三联征：①插入电位

活动增强、纤颤电位和正锐波；②自发奇异高频放电；③低波幅、短时限，多相运动单位电位。

（8）组织病理检查：①皮肌炎的主要病理变化是肌细胞受损、炎症和坏死，以及由此而继发的肌细胞萎缩、再生、肥大，肌肉组织被纤维化和脂肪所代替。90%的肌炎患者可有肌活检异常，表现为肌纤维受损，甚至坏死，同时有不同程度的再生现象，肌纤维粗细不一。②皮肤病理改变通常无显著特异性，主要表现有：表皮轻度棘层增厚或萎缩，基底细胞液化变性，真皮浅层水肿，散在或灶状淋巴细胞（大部分为CD4$^+$T细胞）、浆细胞和组织细胞浸润。真表皮交界部和真皮浅层血管周围有PAS染色阳性的纤维蛋白样物质沉着，真皮有时可见灶状黏蛋白堆积，阿新蓝染色阳性。皮下脂肪在早期表现为灶性脂膜炎，伴脂肪细胞黏液样变性，晚期则为广泛的钙化。Gottron病变的病理特征是在上述病理变化的基础上伴有角化过度，棘层增厚。

（四）皮肌炎的分层治疗

1. 浅层

急性发作期：

（1）毫针围刺：局部消毒，沿皮损分布带的边缘呈包围状浅刺，下针数量要多，每两针间相隔2~3cm，针刺角度以针身与皮肤表面成15°夹角由外向内刺入为宜。远端取穴可选针刺支沟、阳陵泉、太冲以清热泻火。可配合远红外线治疗。每次治疗30~60min，每日治疗一次。

（2）梅花点刺：局部严格消毒，在皮损区域叩刺，每叩刺一针之间的距离约在0.3~1.0cm之间，叩刺以皮肤局部潮红或有少量出血点为宜，叩刺同时配合使用远红外线治疗。一般每日叩刺一次，连续治疗7~10日为一个疗程。

（3）刺络拔罐：在皮损区域，用75%酒精棉球消毒皮肤，先用梅花针或三棱针快速点刺，以皮肤红润稍有渗血为好。将火罐迅速拔在刺血部位，火罐吸着后，留置时精心观察有少量出血，一般每次留罐15min，血少可时间稍长，血多即刻取罐。起罐后，用消毒纱布擦净血迹，每次吸出的血不可太多。

慢性期：

毫针针刺：局部消毒，以养血益气，滋阴清热为治则。针刺关元、气海、足三里、血海、阴陵泉、三阴交、太冲、肺俞。

2. 中层

急性活动期：

（1）梅花点刺：局部严格消毒，在肌肉疼痛区域叩刺，每叩刺一针之间的距离为0.3~1.0cm，叩刺以皮肤局部潮红或有少量出血点为宜，叩刺同时配合使用远红外线治疗。一般每日叩刺一次，连续治疗7~10日为一个疗程。

（2）刺络拔罐：在肌肉酸痛区域，用75%酒精棉球消毒皮肤，先用梅花针或三棱针快速点刺，以皮肤红润稍有渗血为好。将火罐迅速拔在刺血部位，火罐吸着后，留置时精心观察有少量出血，一般每次留罐15min，血少可时间稍长，血多即刻取罐。起罐后，用消毒纱布擦净血迹，每次吸出的血不可太多。

（3）毫针针刺：局部消毒，以清热解毒，利湿消肿为治则。针刺支沟、曲池、大椎、阳陵泉、足三里、血海、阴陵泉、三阴交、太冲、风门。

亚急性活动期：

毫针针刺：局部消毒，以清热养阴，健脾化湿为治则。针刺曲池、阳陵泉、足三里、丰隆、阴陵泉、三阴交、太溪、肺俞、脾俞、肾俞。

（五）医案

患者沈某，女，42岁，职员。

主诉：面颈部红疹伴四肢无力疼痛3月余。

病史：患者三个月前无明显诱因出现面颈部潮红，伴局部小片状红色皮疹，无头晕头痛，无视物不清等表现，伴有四肢疼痛乏力，但行走和抬臂不受限，无肌肉颤动，无吞咽困难等不适，遂至当地医院，诊断：皮肌炎。予以激素等对症治疗。后患者皮疹症状减轻，现为进一步治疗来我院就诊。

治疗：李玉堂教授针对患者目前处于亚急性活动期，治疗上以清热养阴，健脾化湿为治则。予以局部梅花针叩刺，针后加拔火罐；一周3次为宜，结合毫针针刺，取曲池、阳陵泉、足三里、丰隆、阴陵泉、三阴交、太溪、风门、肺俞、脾俞、肾俞为主，平补平泻，每日1次，前后一共治疗4周，后患者四肢疼痛乏力明显缓解后出院。

（六）按语

多发性皮肌炎属西医学中结缔组织疾病即自身免疫性疾病，主要侵犯肌肉和皮肤，以肌肉无力，疼痛，触痛，皮肤损害如发疹、淡紫色斑片样皮损，不规则发热等症状为主，而肌肉活检常可确诊。此病中医虽与之病名不同，当属"痹证"范畴，更接近中医"肌痹"之病。急性期因中西医结合治疗，后期治疗以针灸为主，采用三层立体止痛术，以清热养阴，健脾化湿为治则，可以减轻后遗症症状。

三、痛风

痛风是由于血液中的单钠尿酸盐（MSU）含量过高，导致其在局部沉积形成尿酸结晶体，从而引起急慢性痛风关节炎、尿酸盐肾病和尿酸性尿路结石的一类疾病的总称。多见于男性，女性仅占5%左右。本书中主要指代急慢性痛风关节炎。

（一）病理学基础

痛风最重要的生化基础是高尿酸血症。正常成人每日约产生尿酸750mg，其中80%为内源性，20%为外源性尿酸，这些尿酸进入尿酸代谢池（约为1 200mg），每日代谢池中的尿酸约60%进行代谢，其中1/3（约200mg）经肠道分解代谢，2/3（约400mg）经肾脏排泄，从而可维持体内尿酸水平的稳定，其中任何环节出现问题均可导致高尿酸血症。单钠尿酸盐从过饱和的细胞液中析出，形成MSU晶体沉积于关节及其周围关节囊、滑囊及软骨中。MSU晶体是痛风的关键诱导因素，其诱导的炎症是痛风的病理基础，MSU晶体被巨噬细胞、中性粒细胞、滑膜细胞等多种免疫细胞以及炎症因子识别，激活细胞内信号传递，释放如白细胞介素（IL）-1β、IL-6及肿瘤坏死因子（TNF）-α等多种炎症介质，进而引起炎症级联反应，从而导致滑膜血管扩张、通透性升高和白细胞渗出等病理反应，大量促炎因子及趋化因子释放，进一步加重炎症反应，出现关节红肿热痛等症状。

中医对痛风早有认识，如历节、痹证等，多由于先天禀赋不足，后天过食膏粱厚味，湿热内蕴，外感风寒湿热之邪痹阻经络，气血运行不畅，痰瘀交结关节、骨骼而发病。湿邪或湿热侵犯关节而致关节肿胀、红肿、痛如虎噬，病位主要在肝肾及脾胃。

（二）临床症状与特点

（1）急性发作期的痛风病症状：发作时间通常是下半夜。该阶段的痛风症状表现为脚踝关节或脚趾，手臂、手指关节处发红、疼痛、肿胀，伴有剧烈疼痛。使用显微镜观察，会发现患处组织内有松针状尿酸盐沉淀，就是尿酸盐沉淀引起的剧烈疼痛。因发病期的血尿酸由于已经生成沉淀，所以尿酸值比平时最高值稍低。

（2）间歇期的痛风病症状：该阶段的痛风症状主要表现是血尿酸浓度偏高。所谓的间歇期是指痛风两次发病的间隔期，一般为几个月至一年。如果没有采用降尿酸的方法，发作会频繁，痛感加重，病程延长。

（3）慢性期的痛风病症状：该阶段的痛风症状主要表现是存在痛风石，慢性关节炎、尿酸结石和痛风性肾炎及并发症。此时痛风频繁发作，身体部位开始出现痛风石，随着时间的延长痛风石逐步变大。

（三）诊断与鉴别诊断

1. 30%～50%的患者有家族史，好发于30～50岁中青年男性，肥胖或饮食条件优良者发病率高，近年来随着生活水平提高，发病年龄愈加年轻化。

2. 跖趾关节、踝关节和膝关节剧烈疼痛是最常见的临床症状。首次发作多起病急骤，患者常在夜间无缘无故地关节肿胀剧痛，皮色潮红。局部症状迅速加重，数小时内可达高峰，常伴有全身不适，甚至恶寒、颤抖、发烧、多尿等症状。初次发作后，轻者在数小时或1～2日内自行缓解，重者持续数日或数周后消退。本病常以第一只跖趾关节最先受累，逐渐累及腕、肘、踝及膝关节。痛风反复发作可见痛风结节：突出皮肤呈淡黄色或白色圆形或椭圆形结节，大小和数目不等，质地硬韧或较柔软。

3. 实验室检查

（1）关节液检查：可见尿酸盐针状结晶，皮下痛风石穿刺抽吸物亦可见尿酸盐结晶、痛风石，尿酸盐实验可呈阳性反应。

（2）血尿酸测定：作为常规辅助诊断检查，应在距离患者发作4周后，未行降尿酸治疗情况下进行检测，且由于血尿酸存在较大波动，有条件者应反复监测，取最高值。成年男性血尿酸值为208～416μmol/L（3.5～7.0mg/dl），女性为149～358μmol/L（2.5～6.0mg/dl），绝经后接近于男性。

（3）尿尿酸测定：此为常规检查，限制嘌呤饮食5天后，每日尿酸排出量超过3.57mmol（600mg），可认为尿酸生成增多。

4. 影像学检查　未能通过关节液穿刺确诊且临床表现不典型的痛风疑似患者，医生有时需要通过X线和/或超声等影像检查辅助诊断。

（1）超声检查：关节超声检查见"双轨征"是痛风比较特异的表现。

（2）X线检查：痛风早期多无阳性表现，晚期可出现软骨和骨破坏，关节间隙变窄或消失，关节面不规则，继发骨赘，痛风结节钙化等。

（3）CT与双源CT：CT检查在受累部位可见痛风石影像。双源CT能特异性地识别尿酸盐结晶，可作为影像学筛查手段之一，辅助诊断痛风。

（四）分层治疗

1. 浅层

（1）毫针刺法：局部消毒，在关节痛点区域进行多针密集进针，进针深度5～20mm，视疼痛部位定深浅，侧面斜刺多针，留针30min后出针，适用于慢性期，急性期不建议使用。

（2）浮针治疗：局部消毒，取中号一次性使用浮针，进针点与筋针相同，距痛点约30mm处，沿皮下自近而远进针，术者手下轻松感阻力小，到达痛点后，将针芯稍退出至塑料管内，行皮下扫散1min，退出针芯，胶布固定，可留针24～48小时，适用于急性期筋针治疗效果不佳者及慢性期反复发作者。

（3）刺络放血：先给予疼痛局部15～30min局部表麻，待患者局部无疼痛后进行操作，术者戴一次性帽子、口罩，术区按外科手术要求，碘伏消毒2遍，铺洞巾，术者戴无菌手套。先在患者近心端向患者按压局部肢体5～10次，待患处局部充血肿胀，取三棱针或针刀于患处针刺1～3点，继续按压使血液流出，可见血液中有淡黄色液体甚至痛风石。

2. 中层　毫针刺法：取双侧肝俞、脾俞、胃俞、肾俞、足三里、三阴交，局部消毒，常规进针，进针深度约30mm，肝俞行泄法，其余行补法，每10min行针1次，留针30min。

（五）病案

患者陈某，男，41岁，干部。

主诉： 今晨4点右脚突然剧痛难忍。

病史： 有痛风病史，发作数次，近1月饮酒及肥甘厚腻饮食较多。曾行检查血尿酸明显升高，诊断为"痛风"，现服苯溴马隆及秋水仙碱。因治疗效果不佳，现希望针灸治疗。

检查： 患者体型肥胖，腹部肥大，右跖趾骨关节内侧红肿明显，疼痛剧烈，局部发热拒按，中心有硬结，舌苔黄腻，脉弦滑。

治疗经过： 即刻取毫针在足背部于患处近端，距痛点约30mm处，沿皮下自近心端向患处进针，针至患处皮下，共取3针，嘱患者活动跖趾关节，起针后疼痛好转，第2日诉疼痛好转，继续予以毫针治疗，取双侧肝俞、脾俞、胃俞、肾俞、足三里、三阴交进行针刺，并在患处进行放血治疗，血中见大量淡黄色液体，3个直径1mm左右的痛风石。2日后患者复诊时患者诉疼痛好转明显，继续间断针刺双侧肝俞、脾俞、胃俞、肾俞、足三里、三阴交等穴，一周三次，共治疗1月，血尿酸检查基本正常。2年后患者因腰疼复诊，诉平素少量饮酒及肥甘厚腻饮食，痛风未再发作。

（六）按语

本病控制饮食宜忌很必要，一定要与患者交代清楚，凡是含嘌呤成分高的食品，如海鲜、动物内脏、发酵食品、豆类等，尽量不吃或少吃。酒类、温燥、腥发、油腻、辛辣、过咸、过甜等食品也要少吃。

四、纤维肌痛综合征

纤维肌痛综合征（fibromyalgia syndrome, FMS）是一种病因不明的以全身广泛性疼痛以及明显躯体不适为主要特征的一组临床综合征，常伴有疲劳、睡眠障碍、晨僵以及抑郁、焦虑等精神症状。FMS可分为原发性和继发性两类。前者为特发性，不合并任何器质性疾病；而后者继发于骨性关节炎、类风湿关节炎、系统性红斑狼疮等各种风湿性疾病，也可继发于甲状腺功能低下、恶性肿瘤等非风湿性疾病。

其患病率约为2%，其中女性为3.4%，男性为0.5%。该病的患病率与年龄存在线性增加的关系，患者的平均年龄为49岁，其中89%为女性。伴有外伤、骨关节炎、类风湿关节炎及多种非风湿病者称为继发性FMS。如不伴有其他疾病，则为原发性FMS。

（一）病理学基础

FMS病因及发病机制目前尚不清楚。目前的研究可能与下列因素有关：

1. 机械性牵拉、挤压、P物质、缓激肽、钾离子等化学刺激及缺血性肌肉收缩刺激神经末梢引起肌肉疼痛。

2. 1/3患者血清胰岛素、胰岛素生长因子-1，与生长激素有关的氨基酸浓度降低，脑脊液氨基酸浓度变化。

3. 骨性关节炎、椎间盘突出等疾病引起外周伤害性疼痛反复刺激脊索第二背角神经元，导致中枢敏化作用引起慢性疼痛。

（二）临床症状与特点

1. 疼痛　全身广泛存在的疼痛是FMS的主要特征。FMS的疼痛呈弥散性，一般很难准确定位，常遍布全身各处，以颈部、肩部、脊柱和髋部最常见。疼痛性质多样，疼痛程度时轻时重，休息常不能缓解，不适当的活动和锻炼可使症状加重。劳累、应激、精神压力以及寒冷、阴雨气候等均可加重病情。

2. 压痛　FMS唯一可靠的体征即全身对称分布的压痛点。大多数FMS患者压痛点的分布具有一致性，已确定的9对（18个）解剖位点为：枕骨下肌肉附着点两侧，第5、7颈椎横突间隙前面的两侧，两侧斜方肌上缘中点，两侧肩胛棘上方近内侧缘的起始部，两侧第2肋骨与软骨交界处的外上缘，两侧肱骨外上髁远端2cm处，两侧臀部外上象限的臀肌前皱襞处，两侧大转子的后方，两侧膝脂肪垫关节褶皱线内侧。

3. 疲劳及睡眠障碍　约90%以上的患者主诉易疲劳，约15%可出现不同程度的劳动能力下降，甚至无法从事普通家务劳动。患者常诉即使在清晨醒后也有明显疲倦感。90%~98%的患者伴有睡眠障碍，表现为多梦、易醒，甚至失眠等。精神紧张、过度劳累及气候变化等均可加重上述症状。

4. 神经、精神症状　情感障碍是FMS常见临床症状，表现为情绪低落，对自己病情的过度关注，甚至呈严重的焦虑、抑郁状态。很多患者出现注意力难以集中、记忆缺失、执行功能减退等认知障碍。一半以上FMS患者伴有头痛，以偏头痛最为多见。眩晕、发作性头晕以及四肢麻木、刺痛、蚁走感也是常见症状，但无任何神经系统异常的客观证据。

5. 关节症状　患者常诉关节疼痛，但无明显客观体征，常伴有晨僵，活动后逐渐好转，持续时间常>1h。

6. 其他症状　约30%以上患者可出现肠激惹综合征，部分患者有虚弱、盗汗、体质量波动以及口干、眼干等表现，也有部分患者出现膀胱刺激症状、雷诺现象、不宁腿综合征等。

（三）诊断与鉴别诊断

1. 触诊诊查　18个已确定的解剖位点中至少11个部位存在压痛。检查时医生用右手拇指平稳按压压痛点部位，相当于4kg/cm²的压力，使得检查者拇指指甲变白，恒定压力几秒钟。各压痛点检查方法一致，同时需使用相同方法按压前额中部、前臂中部、手指中节指骨、膝关节内外侧等部位，排除患者"伪痛"。

2. 辅助检查

（1）实验室检查：血常规、血生化检查、血沉、C反应蛋白、肌酶、类风湿因子等均无明显异常。部分患者存在体内激素水平紊乱，如血清促肾上腺皮质激素、促性腺激素释放激素、生长激素、类胰岛素生长激素-1，甲状腺素等异常。脑脊液中P物质浓度可升高。偶有血清低滴度抗核抗体阳性或轻度C3水平减低。

（2）功能性磁共振成像（fMRI）：FMS患者可能出现额叶皮质、杏仁核、海马和扣带回等激活反应异常，以及相互之间的纤维联络异常。

（3）评估量表：纤维肌痛影响问卷（FIQ）、疼痛视觉模拟评分法（VAS）、Beck抑郁量表（BDI）、McGill疼痛问卷调查、汉密尔顿焦虑量表、汉密尔顿抑郁量表等可以出现异常，有助于评价病情。

（四）分层治疗

1. **浅层**　浮针治疗：先嘱患者取俯卧位，使其充分暴露背部；接着选用0.6mm×40mm的一次性浮针，选取肩井穴（双）、环跳穴（双）为进针点，经常规消毒后，右手持针正对痛点成15°~25°快速刺入，不得刺入太深，略达肌层即可，然后右手轻轻提拉，使针身离开肌层，退于皮下，放倒针身，再运针（深度一般为25~35mm），以拇指或中指为支点手握针座，使针尖做扇形的扫散动作，扫散时间一般为2min，次数约为200次。若扫散后疼痛依旧存在，可再选更靠近痛点的进针点，重新进针。进针完毕，抽出针芯，用创可贴贴附外露的软管套以固定，防止感染。留针时间通常为24h，隔天治疗1次。

2. **中层**

（1）毫针刺法：①取穴：根据疼痛部位辨位循经取穴，以手足太阳、少阳经穴为主，主穴：玉枕、风池、大杼、督俞、膈俞、肝俞、肾俞、气海俞、肩井、曲垣、肩髃、手三里、秩边、环跳、阳陵泉、足三里，伴睡眠障碍加上星、神门、三阴交，伴疲乏无力加关元、气海。②针具：使用针具为0.25mm×25mm、0.30mm×40mm、0.30mm×50mm一次性针灸针。③体位：患者先俯卧位取背面穴位针刺，然后仰卧位取正面穴位针刺。④消毒：穴位皮肤以75%乙醇进行常规消毒。⑤手法：根据针刺部位采用爪切、舒张、夹持等进针手法，玉枕、风池、肩井、神门等穴直刺25mm，上星平刺40mm，环跳直刺75mm，背俞穴斜刺25mm，其余穴直刺25～40mm，各穴得气后行提插捻转平补平泻手法，每10min行针1次，正面及背面各留针30min。

（2）毫火针治疗：①定点：选择以18个压痛点为穴位，首先应找准压痛点后，每次治疗取4～5个压痛点为穴位。②操作：用碘伏常规消毒，选用直径0.5～0.8mm一长1.5寸的钨锰合金火针，一手持点燃的酒精灯，另一手持火针在接近预刺穴位上方约10cm处使针倾斜45°，将针尖及前部烧红至针身白亮时，采用《黄帝内经》"恢刺"法，迅速垂直刺入所选穴位，点刺深度根据所选穴位肌肉的厚薄及患者的体质灵活掌握，但应达到肌肉层或筋膜层，刺入后迅速出针，并用无菌干棉球按压针眼片刻并外敷创可贴，嘱患者12小时内勿沾水、忌食生冷辛辣等。

3. 深层　针刀治疗：①定点：患者取俯卧位，取第6颈椎、第7颈椎、第1胸椎棘突下凹陷中（分别记为治疗点1、2、3），大椎穴左右各旁开1.5寸处（分别记为治疗点4、5），共5穴。②操作：在选定的各治疗点上用记号笔作出标记，采用常规碘伏消毒，术者戴无菌手套，选取4号0.6mm针刀：治疗点1、2、3：将针刀刀口线和脊柱纵轴平行，垂直于皮肤表面快速进针，深度1cm左右，刀下具有坚韧感，患者诉有酸胀感时，先纵行剥离1~2下，再将针体倾斜与脊柱纵轴成30°，在棘突的上缘，沿棘突矢状面纵行剥离1~2下，出刀。治疗点4、5：将针刀刀口线和脊柱纵轴平行，垂直于皮肤表面快速进针，直达关节突关节处或稍浅位置，纵行纵切或横行纵切疏通剥离，切开1~2下，再提起针刀至皮下向棘突方向到达棘突侧面骨缘松解2~3下，出刀。操作完成后，棉签压迫止血，局部消毒，予创可贴贴覆。嘱患者1天后可除去创可贴，3天内勿洗浴。每周治疗1次，共治疗3周（1个疗程）。

（五）病案

患者李某，女，58岁，退休教师。

主诉：背疼痛伴右手麻木1月。

病史：患者1月前无明显诱因下出现右侧后背部疼痛，逐渐出现右手小指、无名指麻木感，于当地医院就诊考虑颈椎病，予以针灸推拿等治疗，效果不佳。影响夜间睡眠，遂来我院就诊。

检查：臂丛牵拉试验、压顶试验（－），用拇指施4kg左右的压力按压冈下肌起点、小圆肌起点，压痛明显。颈椎正侧位片示：颈椎退变。疼痛视觉模拟评分法（VAS）5分。

诊断：纤维肌痛综合征。

治疗经过：

（1）穴位注射：取阿是穴（约冈下窝外1/3处；小肩胛骨外侧缘中2/3处）。局部常规消毒，正清风痛宁注射液与利多卡因注射液、生理盐水1∶1∶1混合液，每穴注射1~2ml，每周5次，5次为1个疗程。

（2）针刀治疗：俯卧位；体表定位冈下肌起点、小圆肌起点；在施术部位，用碘伏消毒三遍；术者洗手、戴一次性无菌手套、口罩。铺无菌巾，使治疗点正对洞巾中间。1型4号0.6mm针刀。

具体操作：①冈下肌起点：刀口线与冈下肌纤维走行方向平行，刀体与皮肤垂直，刺入后直达骨面，先纵行疏通，后横行剥离，刀下有松动感后出刀。②小圆肌起点：刀口线与小圆肌纤维走行方向平行，刀体与腋下皮面成75°刺入，达肩胛骨外缘骨面，做纵行疏通与横行剥离，刀下有松动感后出刀。每周一次。

采用正清风痛宁注射液穴位注射5次＋针刀治疗2次，每周1次。患者症状完全消失。

（六）按语

患者右背疼痛伴右手小指及无名指麻木，当地医院按照颈椎病治疗无效，右背痛局限在右侧冈下肌及小圆肌处，在两肌肉起点均有明显压痛，痛点固定，考虑小圆肌损伤触发点及关联症状区域主要是局部疼痛及同侧小指、无名指麻木，故考虑本病非颈椎病所引起，而是冈下肌及小圆肌筋膜炎，本病病位较深，选用穴位注射及针刀治疗，针后症消。

五、胸背肌筋膜炎

胸背肌筋膜炎是指因劳损、外伤、风寒湿邪侵犯、疲劳、睡眠位置不当等，导致胸背肌肉、筋膜损伤、粘连或变性，刺激神经引起疼痛的一种无菌性炎症。又名为肌筋膜纤维织炎、肌筋膜疼痛综合征等。其主要临床表现为背部弥漫性钝痛，可同时伴有酸胀、困重等表现，部分患者可有此部位怕冷的感觉，甚至出现胸闷及呼吸不畅等症状。

（一）病理学基础

胸背肌筋膜炎，可以累及斜方肌、背阔肌、肩胛提肌、菱形肌、上后锯肌、下后锯肌、头夹肌、三角肌、冈上肌、冈下肌、小圆肌、大圆肌、肩胛下肌等肌肉组织，以及胸段棘上韧带、胸段棘间韧带等韧带组织。

病因病理：主要病因为劳损、风寒湿侵袭、外伤或外力作用于人体，而这种外力超出人体正常的调节范围，就会出现一系列病理变化，在慢性软组织损伤中，积累性损伤最常见。当外力损伤人体时，人体必将产生生物力学上的各种变化，重则骨和软组织断裂，轻则部分肌纤维断裂、骨移位，正常的生物力学状态发生改变，肌肉、筋膜、肌腱、神经、微小动静脉等软组织遭到破坏，引起组织出血、渗出、水肿，从而产生无菌性炎症，组织中H^+、K^+浓度的改变及释放的5-HT、BK、HT、CA等致痛性化学物质，这些均可引起局部缺血和神经敏感。人体的保护性机制对出血、渗出、水肿处进行修复，在修复过程中，软组织的胶原纤维增生、部分胶原纤维变性和纤维间质增多，于筋膜、横纹肌周围或肌纤维间有不规则的瘢痕形成，病变软组织呈现类瘢痕化的病理变化而失去韧性，极易出现组织的粘连、挛缩和瘢痕，形成新的病理因素作用于人体。粘连、挛缩、瘢痕限制正常软组织的相对运动，使它不能在正常的运动轨迹上完成自己的动作，从而产生动态平衡失调。

中医学将本病归入"痹证"范畴。《素问·痹论》有"所谓痹者，各以其时重感于风寒湿之气也""风寒湿三气杂至，合而为痹。其风气胜者为行痹，寒气胜者为痛痹，湿气胜者为着痹也"的记载，进一步骨痹、筋痹、脉痹、肌痹、皮痹等五体痹分类。

（二）临床症状与特点

肩背部弥漫性酸痛、钝痛或难以忍受的剧痛，畏风寒。背部肌肉僵硬发板，有沉重感，晨起时、阴雨天及劳累后症状加重。

（三）诊断与鉴别诊断

1. 触诊诊查　本病可以在胸背部相应肌肉起止部位发现广泛压痛。

2. 诊断　中医药行业标准《中医病证诊断疗效标准》中背肌筋膜炎的诊断依据：

（1）可有外伤后治疗不当、劳损或外感风寒等病史。

（2）多发于中老年人，好发于两肩胛之间，尤以体力劳动者多见。

（3）背部酸痛，肌肉僵硬发板，有沉重感，疼痛常与天气变化有关，阴雨天及劳累后可使症状加重。

（4）背部有固定压痛点或压痛较为广泛。背部肌肉僵硬，沿骶棘肌行走方向常可触到条索状的改变，腰背功能活动大多正常。

3. 辅助检查　X线片检查无阳性征。病变较重时，磁共振可见肌筋膜炎性改变。

（四）分层治疗

1. 浅层

（1）中药熏药：处方：桂枝、伸筋草、透骨草、制川乌、制草乌各30g，乳香、白芍、川芎、牛膝各50g。将上药8剂煎1 000ml药液放入喷雾式熏蒸治疗仪内，患者坐位或俯卧位，喷雾口对准病变部位熏蒸，距离约50cm，以患者耐受为度，每次20min。每日1次，10次为1个疗程。

（2）刺络拔罐法：取阿是穴。穴位局部常规消毒，用梅花针重叩或挑刺后，拔火罐，吸尽瘀血。每次选取2个穴位，每周2次。

（3）运动灸：取患肌。患者取俯卧位，暴露患部；将备用的艾条点燃用中药汤液浸泡过的红布裹紧，用有韧性的皱纹纸作为艾火与药布之间的隔垫纸；将药布包裹点燃的艾条趁热在需要治疗的部位施治以：点、按、揉、摩、抖、震颤等手法，使热力向深层渗透，患者感觉舒适为宜。

（4）毫针浅刺法：取阿是穴。局部消毒，痛点垂线上，沿肌肉走行方向，距痛点下方约30mm处，自下而上进第一针，再距痛点外侧约30mm处，自外向中线方向进第二针，针用平刺法，过程中患者无感觉，术者手下轻松小阻力。留针1小时后取针。

2. 中层

（1）毫针刺法：取阿是穴、胸夹脊穴、大椎、天宗、外关、后溪。用泻法，阿是穴可用齐刺法，每周5次，10次为1个疗程。

（2）温针法：取阿是穴、胸夹脊穴、天宗、太溪。同毫针刺法，再于所有针尾部放1寸艾炷点燃。每次留针30min，每周5次，10次为1个疗程。

3. 深层　针刀治疗：俯卧位；体表定位（①冈下肌起点：冈下窝外1/3处定位。②肱三头肌长头：定1点，肩胛骨盂下结节处定位。③小圆肌起点：定1点，肩胛骨外侧缘中2/3处定位。④大圆肌起点：定1点，肩胛下角背面处及外侧缘下1/3定位。⑤肋骨面点：肩胛骨内侧缘与肋骨交叉处压痛点。⑥棘突间点：在病变部位的上下棘突间正中压痛点。⑦肩胛内上角点：肩胛提肌止点，定于肩胛骨内上角。⑧痛性结节、条索点：背部肌肉肌腹部或交叉点发生损伤粘连形成结节及条索，或肌肉紧张挛缩出现局部皮肤凸出，有压痛处定点），定点处记号笔标记。在施术部位，0.5%碘伏消毒三遍，术者洗手、戴一次性无菌手套、帽子。铺无菌巾，使治疗点正对洞巾中间。取Ⅰ型4号针刀。

具体操作：①冈下肌起点：刀口线与冈下肌纤维走行方向平行，刀体与皮肤垂直，刺入后直达骨面，先纵行疏通，后横行剥离，刀下有松动感后出刀。②肱三头肌长头：刀口线与三头肌长头纤维方向一致，针体与盂下结节骨面垂直直达骨面后纵行疏通剥离，刀下有松动感后出刀。③小圆肌起点：刀口线与小圆肌纤维走行方向平行，刀体与腋下皮面成75°刺入，达肩胛骨外缘骨面，做纵行疏通与横行剥离，刀下有松动感后出刀。④大圆肌起点：刀口线与大圆肌纤维走行方向平行，刀体与腋部皮面成75°刺入达肩胛骨外侧缘骨面，做纵行疏通与横行剥离，刀下有松动感后出刀。⑤肋骨面点：先以手指扪清骨面并压紧，由指甲缘进刀，刀口线与肌纤维走行方向平行，刀体与骨面垂直刺入，达肋骨面后，行纵行疏通，横行剥离，刀下有松动感后出刀。⑥棘突间点：刀口线和脊柱纵轴平行，深度1cm左右，当刀下感到坚韧，患者诉有酸感时，即为病变部位，纵行剥离1～2刀，将针体倾斜和脊柱纵轴成30°和150°，于下位棘突的上缘和上位棘突的下缘，沿棘突矢状面纵行剥离1～2刀，出刀。⑦肩胛内上角点：肩胛提肌的损伤定于肩胛骨内上角，先左手拇指扣清肩胛骨内上角并压紧，由指甲缘进刀，刀口线与肌纤维平行，刀体与骨面垂直刺入，匀速推进达骨面，行纵行疏通剥离1～3刀，刀下有松动感后出刀。⑧痛性结节、条索点：在结节、条索、紧张挛缩点处进刀，刀口线与肌纤维走行方向平行，刀体与皮肤垂直，快速刺入皮肤及皮下组织，在刺入病灶点时会有酸胀感或滞刀感，切开剥离1～3刀，刀下有松动感后出刀。结节与条索较大者，可采用"十"字切割法，但切割深度宜浅不宜深。术毕，拔出针刀，局部压迫止血3min后，创可贴覆盖针眼。

（五）医案

王某，女，56岁，退休工人。

主诉：全身疼痛6年，加重1月。

病史：患者6年前因车祸致右侧膝关节韧带损伤，后2次行韧带修补术，术后出现枕部、双肩部、胸椎、腰部、膝部、臀部、踝部疼痛，并伴有晨僵、失眠、记忆力减退。1月前全身疼痛逐渐加重，严重影响夜间睡眠，遂来我院就诊。

检查：用拇指施4kg左右的压力按压局部，共13个点疼痛。风湿免疫全套理化检查未见异常。疼痛视觉模拟评分法（VAS）：5分，汉密尔顿焦虑量表评分：22分、汉密尔顿抑郁量表：19分。

诊断：纤维肌痛综合征。

治疗经过：①浮针治疗：患者取俯卧位，使其充分暴露背部、臀部；选取肩井穴（双）、环跳穴（双）为进针点；用长0.6mm×40mm的一次性浮针，选取肩井穴（双）、环跳穴（双）为进针点，经常规消毒后，右手持针正对痛点成15°~25°快速刺入，不得刺入太深，略达肌层即可，然后右手轻轻提拉，使针身离开肌层，退于皮下，放倒针身，再运针（深度一般为25~35mm），以拇指或中指为支点手握针柄，使针尖做扇形的扫散动作，扫散时间一般为2min，次数约为200次。进针完毕，抽出针芯，用创可贴贴附外露的软管套以固定，防止感染。留针时间通常为24h，隔天治疗1次，共治疗6次。②针刀治疗：患者取俯卧位，取第6颈椎、第7颈椎、第1胸椎棘突下凹陷中（分别记为治疗点1、2、3），大椎穴左右各旁开1.5寸处（分别记为治疗点4、5），共5穴。在选定的各治疗点上用记号笔做标记，采用常规碘伏消毒，术者戴无菌手套，选取4号0.6mm针刀：治疗点1、2、3：将针刀刀口线和脊柱纵轴平行，垂直于皮肤表面快速进针，深度1cm左右，刀下具有坚韧感，患者诉有酸胀感时，先纵行剥离1~2下，再将针体倾斜与脊柱纵轴成30°，在棘突的上缘，沿棘突矢状面纵行剥离 1~2 下，出刀。治疗点 4、5：将针刀刀口线和脊柱纵轴平行，垂直于皮肤表面快速进针，直达关节突关节处或稍浅位置，纵行纵切或横行纵切疏通剥离，切开 1~2 下，再提起针刀至皮下向棘突方向到达棘突侧面骨缘松解 2~3 下，出刀。操作完成后，棉签压迫止血，局部消毒，予创可贴贴覆。嘱患者 1 天后可除去创可贴，3 天内勿洗浴。每周治疗 1 次，共治疗 2 周。采用浮针治疗 6 次 + 针刀治疗 2 次，患者症状完全消失。

（六）按语

FMS 病因、病机复杂，病情易反复，给患者带来无尽的折磨。关于本病，西医主要使用度洛西汀、普瑞巴林等缓解症状，这些药物治疗具有不良反应大、停药后易反复的缺点。李玉堂教授不断学习，充分发挥所学，运用中医理论整体辨证，采用三层立体止痛术，由浅入深从皮层至肌肉骨骼层均予以治疗，取得了可观的疗效，发挥了中医针灸治疗优势。